Shruti Satyarthi

Avanços recentes nos auxiliares de diagnóstico

Shruti Satyarthi

Avanços recentes nos auxiliares de diagnóstico

ScienciaScripts

Imprint

Any brand names and product names mentioned in this book are subject to trademark, brand or patent protection and are trademarks or registered trademarks of their respective holders. The use of brand names, product names, common names, trade names, product descriptions etc. even without a particular marking in this work is in no way to be construed to mean that such names may be regarded as unrestricted in respect of trademark and brand protection legislation and could thus be used by anyone.

Cover image: www.ingimage.com

This book is a translation from the original published under ISBN 978-620-7-64758-3.

Publisher:
Sciencia Scripts
is a trademark of
Dodo Books Indian Ocean Ltd. and OmniScriptum S.R.L publishing group

120 High Road, East Finchley, London, N2 9ED, United Kingdom
Str. Armeneasca 28/1, office 1, Chisinau MD-2012, Republic of Moldova, Europe
Printed at: see last page
ISBN: 978-620-7-68148-8

Copyright © Shruti Satyarthi
Copyright © 2024 Dodo Books Indian Ocean Ltd. and OmniScriptum S.R.L publishing group

Avanços recentes nos meios auxiliares de diagnóstico

Índice

INTRODUÇÃO

À medida que progredimos, os mitos de hoje tornam-se a verdade de amanhã. Os praticantes de uma disciplina científica são geralmente resistentes a aceitar um novo paradigma. No entanto, quando ocorre uma mudança de paradigma, dá-se uma verdadeira explosão de novas ideias e informações que conduzem a rápidos avanços neste domínio.

A tecnologia informática está a expandir-se para incluir mais áreas em vários campos científicos, e a ortodontia não é exceção. Os ortodontistas utilizam os computadores para diagnóstico, manutenção de registos, gestão da clínica, avaliação de pacientes e comunicação com colegas, fabrico de restaurações e muitas outras tarefas. Os computadores tornaram-se uma necessidade e não uma opção.

O que é o diagnóstico?

O reconhecimento e a designação sistémica das anomalias, a síntese prática dos resultados, permitindo planear a terapia e determinar a indicação, permitindo assim ao médico realizar o tratamento.

Diagnóstico (de acordo com Rakosi):

- Reconhecer o problema
- Formulação do problema
- Realização dos exames necessários
- Interpretação dos resultados
- Diagnóstico

Diagnóstico (glossário de termos ortodônticos): A determinação da natureza do problema, doença ou condição através do estudo e consideração da história do paciente, bem como dos sintomas e sinais da sua manifestação.

O diagnóstico implica o desenvolvimento de uma base de dados exaustiva e precisa de informações pertinentes, suficientes para compreender o problema do doente, bem como as questões que surgem na mente dos médicos relativamente ao tratamento.

Estes dados são obtidos a partir de meios auxiliares de diagnóstico essenciais e suplementares.

Os auxiliares de diagnóstico podem ser classificados como

1.   Auxiliares de diagnóstico essenciais.

2.   Meios auxiliares de diagnóstico suplementares (não essenciais).

1)   Meios auxiliares de diagnóstico essenciais -

➢ História do caso

➢ Exame clínico

➢ Determinadas radiografias (OPG, cefalograma lateral, IOPA)

➢ Fotografias faciais

2)   Meios complementares de diagnóstico -

➢ Radiografias especializadas (radiografia da mão e do pulso, vista oclusal, vista da ATM, etc.)

➢ Eletromiografia

➢ Taxa metabólica basal

➢ Configuração do diagnóstico

➢ Oclusogramas

Outra categoria que pode ser acrescentada é

Avanços recentes nos meios auxiliares de diagnóstico ortodôntico

Isto pode ser classificado como -

- Modelos de estudo digitais
- Fotografia digital
- Cefalometria digital e vídeo
- tomografia computorizada
- Ressonância magnética
- Imagens faciais 3D
- Xeroradiografia
- Radiografia de subtração digital
- Ultrassonografia
- Holografia laser
- Cine-radiografia
- Os mais recentes sistemas de diagnóstico personalizados (por exemplo: - sistema sure smile)

MODELOS DE ESTUDO DIGITAIS

Os modelos de estudo são, desde há muito, uma parte essencial do processo ortodôntico. Tradicionalmente, têm sido moldados em gesso ou pedra e têm servido dois objectivos principais:

> ➢ Fornecer informações para o diagnóstico e o planeamento do tratamento
> ➢ Para fornecer um registo 3D da má oclusão original, de quaisquer fases durante a correção e do resultado do tratamento[1] .

Embora os modelos de estudo sejam quase indispensáveis para o ortodontista, uma vez que são moldados em gesso ou pedra, têm alguns inconvenientes em termos de

- Armazenamento e recuperação;
- Versatilidade de diagnóstico;
- Transferibilidade;
- Durabilidade.

A introdução de modelos digitais oferece ao ortodontista uma alternativa aos modelos de estudo em gesso utilizados habitualmente[1] .

Os modelos de estudo digitais superam a maioria das desvantagens dos modelos de estudo em gesso, além de serem o último componente de uma ficha de paciente totalmente eletrónica (com fotografia digital e radiografia digital já em uso). Esse sistema computadorizado abre um novo campo de diagnóstico ortodôntico.

Revisão do desenvolvimento:

O conceito de modelos de estudo digitais não é novo.

Schirmer, Witshire e Champagne compararam as medições efectuadas manualmente em moldes com as efectuadas com moldes digitalizados numa fotocopiadora. O método da fotocopiadora requer um modelo de gesso tradicional e apenas fornece uma imagem 2-D de um objeto 3-D[2,3] .

■ Bhatia e Harrison estudaram a utilização do microscópio itinerante a para medir moldes dentários.

■ Martensson e Ryden investigaram um sistema holográfico para medir moldes dentários[4] .

■ O Quick Ceph (modelo de estudo/software de diagnóstico) baseia-se na fotografia digital de modelos em 5 vistas habituais (frontal, lateral direita e esquerda, oclusal superior e inferior). Estes modelos fotografados digitalmente podem então ser armazenados, visualizados nas 5 vistas efectuadas e as larguras dos dentes digitalizadas a partir da vista oclusal para gestão do espaço. Este sistema resolvia os problemas de armazenamento dos modelos de estudo, mas não permitia qualquer manipulação dos modelos e a avaliação era limitada.

■ Nos últimos anos, os investigadores têm tentado desenvolver modelos 3D através da tecnologia laser e de imagens holográficas.

No entanto, a maioria destas inovações revelou-se dispendiosa e complexa. A introdução da tecnologia de digitalização no final dos anos 90 e o desenvolvimento de vários softwares nos últimos 5-6 anos aperfeiçoaram a abordagem aos modelos 3-D. Mais recentemente, a utilização de CAD (desenho assistido por computador) tornou os modelos 3-D uma realidade.

PROCEDIMENTO:

Existem dois métodos básicos para produzir modelos de estudo digitais:

□ Imagiologia destrutiva: Remove parte de um molde, pouco de cada vez, enquanto está a ser visualizado.

□ Imagiologia não destrutiva: utiliza luz estruturada, luz laser ou raios X para obter imagens, deixando o molde original intacto[5] .

Duas empresas bem sucedidas na produção de modelos 3-D de alta qualidade são: -

1. Orthocad[1,6]
2. Geodigma[5]

ORTHOCAD

O sistema de captura, avaliação e armazenamento do modelo de estudo digital orthocad é utilizado por aproximadamente 10% dos ortodontistas nos EUA e Canadá[1] .

Este software foi desenvolvido pela CADENT (computer aided dentistry, Fairview, NJ, EUA).[1]

Utilizam o mais avançado design assistido por computador para digitalizar opticamente a imagem do modelo a partir de um equivalente em gesso. Estes são depois apresentados ao ortodontista através da interface de utilizador do software patenteado Orthocad, que permite a manipulação estruturada e livre de modelos no espaço virtual e a recolha de dados através de uma série de ferramentas de diagnóstico.[1,6]

PROCEDIMENTO:

■ **Impressões de alta qualidade:**

É essencial obter impressões de alta qualidade e um registo de mordida. As impressões podem ser efectuadas em alginato de alta qualidade, silicone polivinílico ou material de poliéter. O objetivo é produzir impressões que sejam extremamente precisas e dimensionalmente estáveis. As impressões em alginato são depois higienizadas, embrulhadas em papel absorvente e colocadas em sacos de plástico seláveis para garantir a retenção da humidade. As impressões são então enviadas e, no caso de períodos mais longos de envio e armazenamento, podem ser utilizados materiais de poliéter[1,6] .

■ **Digitalização de impressões:**

Quando as impressões são recebidas, são convertidas em equivalentes de gesso e digitalizadas opticamente sem destruição do equivalente de gesso para o sistema informático Orthocad.

Em seguida, os modelos virtuais 3-D do paciente são descarregados para o seu computador.

- **Vistas estáticas de qualquer perspetiva:**

Os navegadores tridimensionais Orthocad permitem cinco vistas simultâneas dos modelos, permitindo assim examiná-los a partir de cinco perspectivas diferentes, em vez de ter de rodar uma vista particular[1,6].

- **Manipulação de agarrar e arrastar em todos os planos do espaço:**

A ferramenta de alinhamento da mandíbula permite ao médico afinar a oclusão no caso de a mordida em cera se ter distorcido. A relação dos maxilares pode ser registada antero-posteriormente, entre os limites da relação cêntrica e da oclusão cêntrica, e o software memoriza esta relação[1,6].

- **Vistas do oclusograma destacando os contactos oclusais:**

O oclusograma gerado por computador tem um esquema de cores que retrata o aperto dos pontos de contacto entre os maxilares, simulando essencialmente a largura da mordida de cera entre os dentes maxilares e mandibulares articulados. O oclusograma altera-se se um dos maxilares for deslocado lateral ou verticalmente. A informação oclusal é importante tanto para o diagnóstico inicial, ou seja, mordida aberta versus profunda, ângulo plano mandibular alto versus baixo, como para a avaliação da função dos maxilares. Para além disso, uma comparação dos oclusogramas antes e depois do tratamento pode ajudar a avaliar a metodologia do tratamento e a estabilidade dos resultados[6].

- ■ **Seccionamento transversal e vertical:**

Ao contrário dos procedimentos em gesso, os modelos digitais podem ser seccionados em qualquer altura no plano sagital ou transversal. Isto pode lançar uma nova luz sobre as assimetrias dentárias e esqueléticas e pode ajudar a fazer corresponder com precisão as linhas médias esqueléticas e dentárias[6].

Diagnóstico:

As medições são efectuadas com um paquímetro virtual e armazenadas automaticamente.

Pode efetuar análises como medições da largura dos dentes, avaliação do espaço, previsão de Moyers e Tanaka-Johnston, análise de Bolton, medições da largura da arcada. O paquímetro virtual permite que qualquer secção do modelo seja medida até 100 microns (0,1 mm). Estas medidas são depois calculadas juntamente com a forma e o tamanho da arcada para obter a discrepância de espaço.

Todos os pontos de contacto e medições são guardados numa pasta individual do paciente, na qual o modelo digital também é incorporado para futuras referências. Também podem ser enviados por correio eletrónico a outros dentistas e profissionais de saúde, juntamente com notas, vistas e medições[1,6].

VANTAGENS:
- □ É uma forma mais simples e eficaz de medir e armazenar os dados recebidos de um modelo virtual[1].
- □ Facilidade de armazenamento e integração no ficheiro digital do doente, juntamente com fotografias digitais, raios X e notas clínicas.
- □ A recuperação e a visualização, juntamente com outros dados clínicos dos doentes, podem ser efectuadas ao lado da cadeira

□ Pode ser transferido para outros profissionais de saúde através de impressões ou de um anexo de correio eletrónico[1] .

DESVANTAGENS:

□ Os modelos virtuais não podem ser montados e articulados em referência às funções da ATM dos pacientes, embora a ferramenta de alinhamento dos maxilares se aproxime disso.

□ Os modelos são caros e custam cerca de 36$ por conjunto de modelos e o envio custa cerca de 55$.

□ Demora muito tempo.

□ A principal razão pela qual apenas 10% dos ortodontistas o utilizam deve-se ao facto de a aceitação legal dos modelos de estudo digitais ser ainda questionável[1] .

Por isso, o Orthocad pode revolucionar a forma como os modelos de estudo são visualizados, geridos e armazenados.

A capacidade de rodar, inclinar e seccionar os modelos, e de os manter em qualquer posição, permite uma análise pormenorizada, com a vantagem adicional de atualizar instantaneamente os modelos com outras informações clínicas, ao lado da cadeira. Numa era de registos electrónicos dos doentes, em que toda a informação sobre os doentes é armazenada digitalmente, os sistemas de modelos digitais disponíveis comercialmente, como o orthocad, serão em breve a norma.

GEODIGM

PROCEDIMENTO:

Os e-models da Geodigm são construídos através de um processo de digitalização a laser patenteado (Fig. 1) que mapeia digitalmente a geometria da anatomia do doente numa imagem tridimensional de alta dimensão, com uma precisão de 0,1 mm. Os scanners projectam uma faixa de laser na superfície do molde e utilizam câmaras digitais para analisar as distorções na faixa. O molde é orientado em todos os eixos para expor a digitalização[5].

Isto produz vértices 3D que são ligados em milhares de triângulos para formar a imagem 3D. O software apresenta então o modelo eletrónico no ecrã do computador, atribuindo tonalidades de cor (Fig. 2) a cada triângulo com base na sua orientação em relação à fonte de luz digital. O resultado é uma imagem 3D, que pode ser visualizada, medida ou manipulada no ecrã como se fosse moldada na sua mão[5].

GESTÃO CLÍNICA DOS MODELOS:

O ortodontista envia as impressões e o registo da mordida para a Geodigm e é feito um molde em gesso que é digitalizado para um modelo eletrónico e articulado.

O modelo pode então ser descarregado do servidor principal. Uma cópia é mantida no servidor Geodigm para segurança do armazenamento de dados[5].

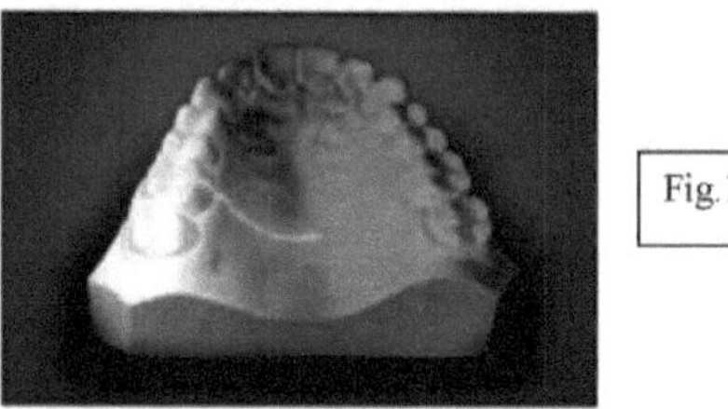

Laser scanning of cast

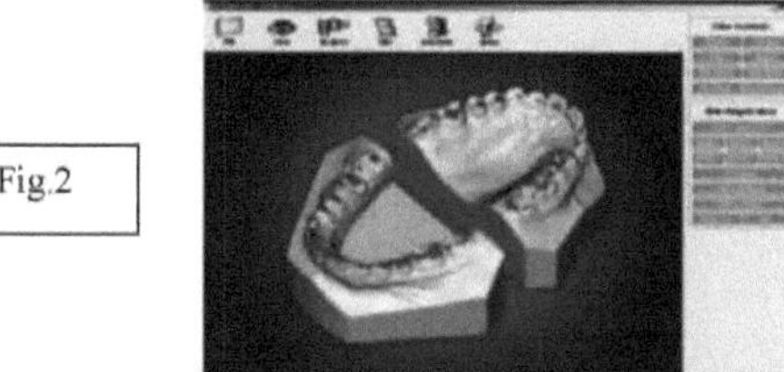

Colour bite mapping features for
analysis of occlussal relationships

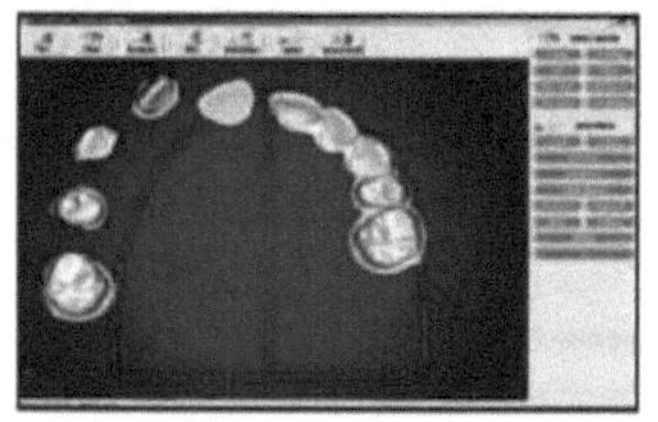

Point to point and individual tooth analysis

Utilizando os modelos, o médico pode mover, rodar ou fazer zoom em qualquer plano ou orientação. Ponto a ponto (Fig. 3), análise de Bolton e medição do comprimento da curva (Fig. 4) podem ser facilmente efectuadas apontando e clicando com o rato.

As funções de mapeamento da mordida a cores permitem a análise das relações oclusais, o mapa 3D codificado a cores demonstra o conteúdo oclusal entre as arcadas. Além disso, existe uma função de articulação que permite ao médico definir o centro de rotação (Fig. 6). O processo de articulação pode ser animado e visualizado à medida que ocorre o contacto oclusal.

Um dos mais recentes desenvolvimentos é o plano eletrónico, que simula vários planos de tratamento para ajudar a determinar o tratamento mais eficaz. Também permite a simulação de movimentos de rotação e permite ao paciente visualizar os seus próprios dentes, desde a má oclusão até uma vista pós-tratamento[5] (Fig. 5).

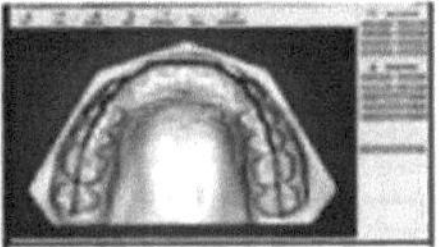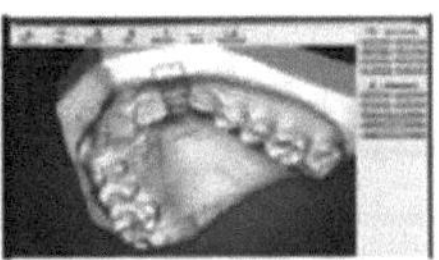

Fig.4

Bolton and curve length analysis

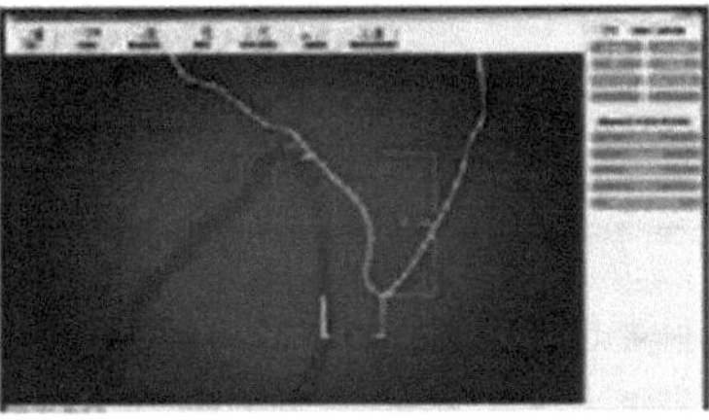

Fig.5

Analysis of overjet and overbite

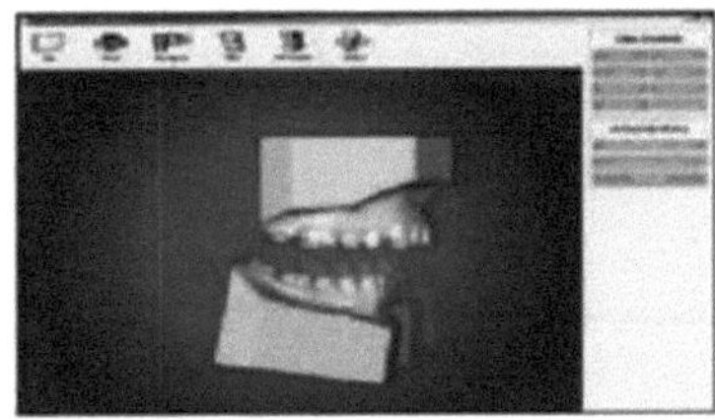

Fig.6

Unique articulation feature

As oportunidades da tecnologia 3D são infinitas. Estes novos softwares estão a proporcionar uma nova eficiência aos médicos e a melhorar os cuidados prestados aos doentes.

Comparação da medição em modelos de estudo digitais e de gesso:

Foram efectuados vários estudos para comparar as medições efectuadas em modelos de estudo digitais e em gesso.

A maioria dos estudos não demonstrou diferenças clinicamente significativas entre as medições efectuadas.

Foi efectuado um estudo para avaliar as diferenças de medições efectuadas em modelos digitais orthocad e modelos de estudo em gesso[7].

Os resultados mostraram uma diferença estatisticamente significativa entre o tamanho dos dentes e a sobremordida, sendo as medições digitais inferiores às manuais.

No entanto, a magnitude destas diferenças de medição variou entre 0,16 mm e 0,49 mm e pode ser considerada clinicamente não relevante[7].

Os modelos digitais parecem ser clinicamente aceitáveis em relação aos moldes de gesso na prática ortodôntica de rotina.

Além disso, são necessários estudos para testar a precisão do Orthocad no cálculo do rácio de Bolton. O fator tempo tem de ser confirmado. Existe uma curva de aprendizagem definida para a utilização do Orthocad e de outros modelos de estudo digitais[7].

FOTOGRAFIA DIGITAL

A fotografia é uma arte e uma ciência. Existem técnicas, regras e até leis. Mas, acima de tudo, é algo que todos nós adoptámos como parte integrante das nossas vidas. Já passou mais de um século desde que a fotografia apareceu. Desde o seu nascimento, a fotografia, como arte e como ciência, tem fascinado todos os que com ela contactaram. O poder das fotografias é tão grande que duram mais do que as suas memórias e não conseguimos imaginar qualquer evento, seja ele grande ou pequeno, sem as nossas câmaras.

Naturalmente, tal como acontece com a maioria das coisas nas nossas vidas, a tecnologia melhorou a forma como a fotografia é feita e a forma como partilhamos as nossas memórias.

A imagiologia digital, um dos campos quentes do mundo informático, está a atrair cada vez mais ortodontistas.

A fotografia dentária é um meio importante para[8,9]

□ Educação dos doentes

□ Recompensa legal para as características faciais antes e depois do tratamento dentário

□ Excelente ferramenta para o ensino e a comunicação.

NOÇÕES BÁSICAS DE FOTOGRAFIA DIGITAL

As fotografias são uma parte essencial da documentação clínica; a prática atual é um conjunto completo de fotografias intra-orais e extra-orais, tanto no início como no final de um tratamento ortodôntico e, idealmente, algumas fotografias a meio do tratamento, mostrando as principais fases do tratamento[10].

A fotografia digital está disponível desde 1981.

Em 1991, a Autotrader foi a primeira publicação do mercado de massas a passar completamente para o registo digital de imagens[10].

As imagens digitais são constituídas por elementos de imagem (pixéis) compostos por luz vermelha, verde e azul (Fig. 7 e 8), cada um com um nível entre 0 e 255.

Se todas as cores estiverem definidas para 255, o resultado é a cor branca, enquanto que se estiverem definidas para 0, o resultado é a cor preta.

Existem 256 tons de cinzento que resultam do facto de as três cores estarem colocadas no mesmo plano (número), variando as cores de cada uma das três cores, o que resulta em 16,7 milhões de cores. O valor numérico destas cores é armazenado no dispositivo CCD. Este é constituído por pixéis, cujo número, combinado com o grau de compressão, determina a qualidade do resultado final[10].

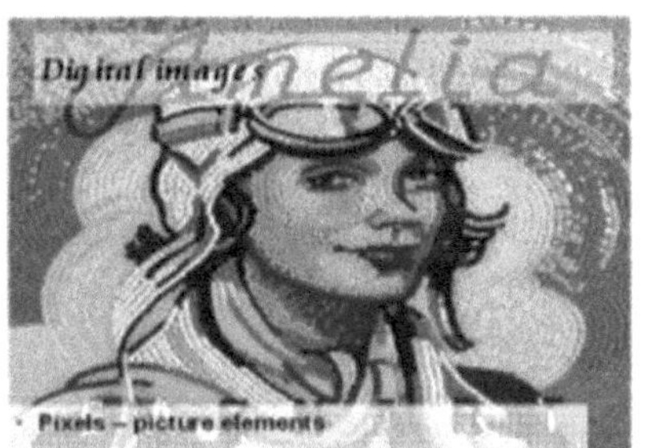

Pixels – the basic unit of a image

Fig.7

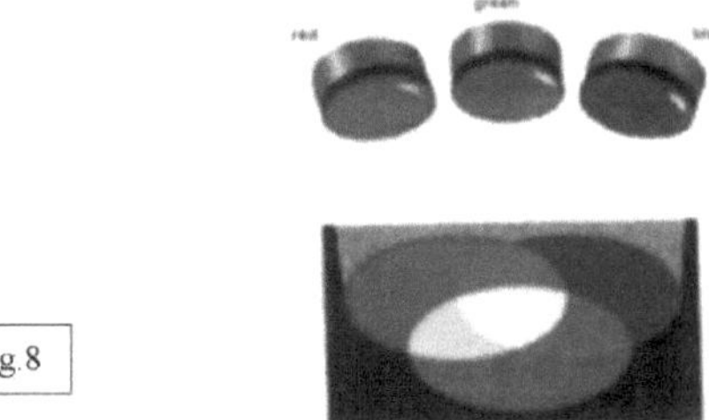

Fig.8

Pixels- three basic colours
red,green and blue

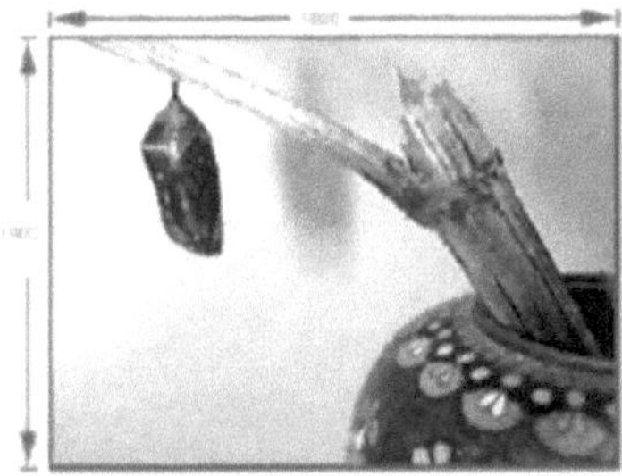

Fig.9

Resolution – the number of
pixels in an image

A resolução de uma imagem não é mais do que o número de pixéis registados na imagem (Fig. 9).

Os pixels são a unidade básica de uma imagem. A pixelização é evidente quando faz zoom numa extensão muito grande. Um elevado número de pixels não só aumenta a qualidade e o detalhe da imagem, como também aumenta o tamanho do ficheiro em que a imagem é guardada.

A resolução dos ficheiros pode ser melhorada através da interpolação de software, o que não aumenta efetivamente a qualidade da imagem. Por conseguinte, ao avaliar a resolução ótica de uma câmara, deve ter em conta a resolução real do CCD e não a resolução de interpolação.

Algumas câmaras digitais permitem que a imagem seja coberta utilizando duas resoluções: a mais alta é a resolução total e a mais baixa utiliza apenas uma parte dos pixels para visualizar a imagem. Em termos clínicos, a alta resolução só pode ser utilizada em pleno quando nada estranho à área requerida é coberto na imagem.

Uma imagem com uma resolução de 832 x 624 tem cerca de 520 000 píxeis, mas apenas 2,12 000 podem ser a área necessária e, se a câmara for tirada com a ampliação máxima, isto descreve a CUR (resolução clinicamente útil).

A CUR é um fator-chave na escolha de câmaras digitais e depende tanto da resolução do sensor como da qualidade do sistema de lentes ópticas.

Recomenda-se a utilização de um CUR próximo do CCD para armazenamento num computador; uma diferença demasiado grande implicará uma utilização desnecessária de mais memória e um tempo de transferência mais longo para o computador[10].

Se a resolução do CCD for muito superior a CUR, será necessário cortar e manipular cada ficheiro para evitar arquivar informações indesejadas. As câmaras digitais, também designadas popularmente por câmaras que não são de filme, utilizam sensores de imagem[11] .

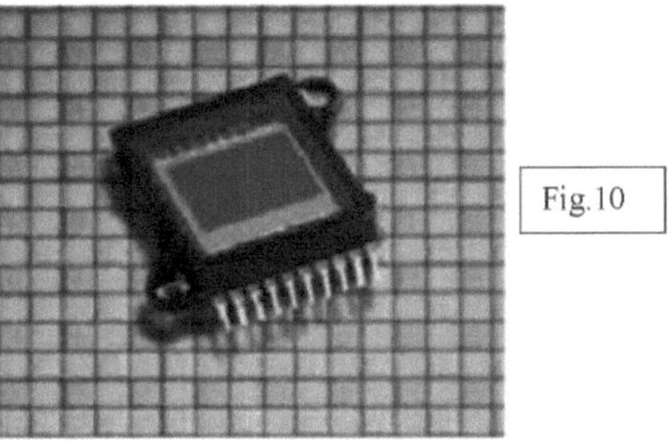

Digital cameras (non film cameras)
use of sensors – ccd sensor

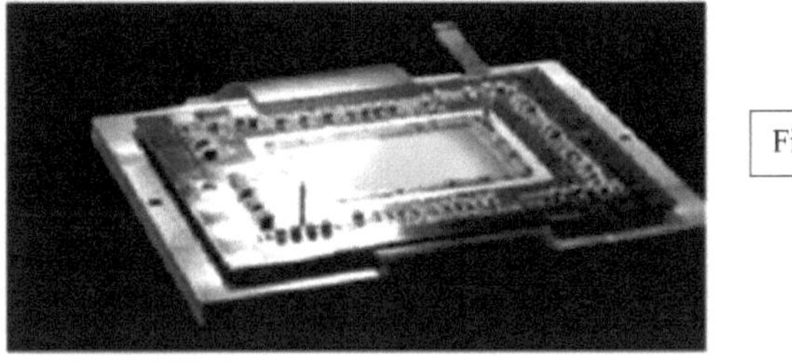

CMOS sensors

Existem dois tipos de sensores (Fig. 10 e 11) -

1. CCD'S (Chargedcoupleddevice)
2. CMOS (semicondutor de óxido metálico complementar)

Os sensores CCD são recomendados em vez dos CMOS simplesmente porque a qualidade da imagem é tremendamente melhor nos primeiros. Embora os sensores CMOS sejam significativamente mais baratos de fabricar e implementar do que os CCD, a diferença é simplesmente grande em termos de qualidade de imagem[11] .

Os sensores CMOS são extremamente portáteis e requerem consideravelmente menos energia da bateria e é precisamente por isso que a sua aplicação mais comum é em câmaras Web e câmaras de telefone.

COMO FUNCIONAM:

A imagem é formada no sensor de imagem e a luz é recolhida por elementos minúsculos (pixéis). Cada um destes minúsculos sensores detecta a quantidade de luz que incide sobre eles, como se fosse filtrada por uma máscara, que é de uma determinada cor. Desta forma, a luz recolhida no local de um determinado pixel pode ser atribuída ao verde, vermelho e azul, os componentes básicos da cor.

Esta informação de cor é depois processada pela eletrónica da câmara, de modo a que os valores de cor recolhidos em todos os locais do sensor sejam organizados com precisão, criando um mapa que indica claramente a localização física de todas as cores e a sua intensidade. O resultado é uma imagem digital.

A informação eletrónica é então gravada num ficheiro digital e cada bit de informação é processado pela câmara, sendo codificado como um valor (1 ou 0) sequencial, que pode ser lido por outro dispositivo, como um computador. É este processo que permite tirar o máximo partido da fotografia digital[10,11] .

CONHECER A SUA MÁQUINA FOTOGRÁFICA DIGITAL E AS DIFERENTES TERMINOLOGIAS ASSOCIADAS:

1.   LENTES:

Os tipos de lentes mais utilizados são (Fig. 12)

- Tele-lente fotográfica
- Lente macro
- Lente rotativa

A maioria das câmaras digitais compactas tem um zoom ótico que não deve ser confundido com o zoom digital e a lente de zoom deve cumprir alguns requisitos mínimos[12].

Uma objetiva deve ter uma abertura máxima bastante clara - F2 ou F2.8, e deve corrigir a distorção (distorção em barril, distorção em almofada de alfinetes).

Se estiver a considerar uma teleobjetiva longa, deve utilizar a abertura máxima na extremidade da teleobjetiva.

As objectivas que têm uma abertura relativamente pequena na extremidade máxima podem necessitar de muita luz ambiente, pelo que pode ser aconselhável utilizar uma câmara que tenha uma objetiva normalizada[12].

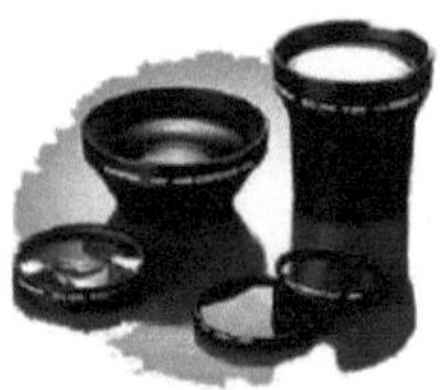

Telephoto Lense

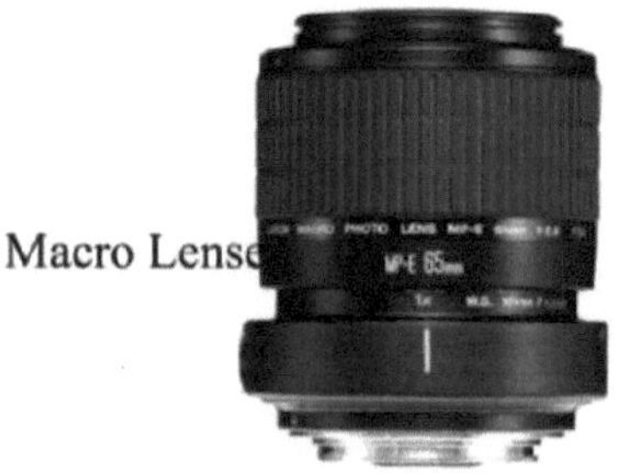

Macro Lense

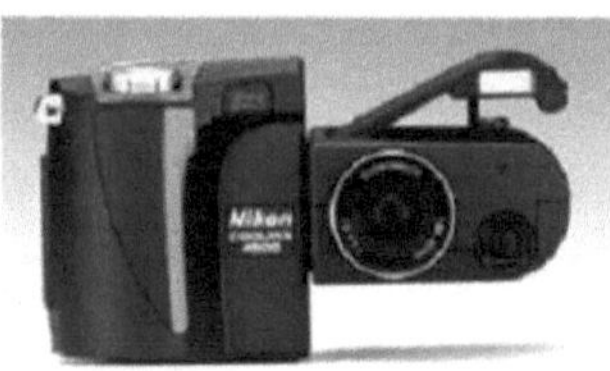

Rotatable lense

Fig.12

2. VELOCIDADE DO OBTURADOR E REDUÇÃO DE RUÍDO:

As câmaras que têm uma combinação de lentes brilhantes e uma velocidade de obturação elevada são melhores para captar uma ação rápida. Idealmente, a gama de velocidades do obturador da câmara deve estender-se a velocidades de obturação rápidas e lentas. Quanto maior for a velocidade do obturador, maior será a qualidade da imagem[12] .

Modos de disparo:

A disponibilidade de uma boa gama de modelos de fotografia é um elemento importante das câmaras.

Os modelos de cena definem automaticamente uma série de parâmetros de disparo.

- Polaridade
- Cena nocturna
- Paisagem
- Desporto
- Praia/neve
- Pôr do sol, etc.

2.   REBENTAR:

Também chamado de disparo sequencial, deve fazer parte do pacote. Estes são concebidos para ultrapassar o atraso do obturador através da captação de uma série de imagens.

3.   BALANÇO BRANCO:

Hoje em dia, quase todas as câmaras oferecem controlo sobre o equilíbrio de brancos, o que permite definir o ponto branco para uma cor de luz específica[12].

Uma definição ainda não oferecida é o balanço de brancos personalizado ou definido pelo utilizador, que permite definir o balanço de brancos para uma determinada fonte de luz que não faz parte das predefinições da câmara. As câmaras digitais utilizam basicamente o equilíbrio de brancos para manter a cor tão natural quanto possível na imagem. Para tal, a câmara analisa a cena para determinar que área é verdadeiramente branca e ajusta-se ao resto da cena em conformidade. Se o nível de uma cor (vermelho) for demasiado elevado, na parte branca, a câmara ajusta-se naturalmente para remover a cor vermelha e tornar a imagem tão branca quanto possível.

4.   EXPOSIÇÃO:

A exposição é a quantidade de luz necessária para tirar uma fotografia. Se houver demasiada luz, a fotografia aparecerá desbotada e se houver pouca luz, a fotografia aparecerá escura.

5.   COMPENSAÇÃO DA EXPOSIÇÃO:

A contaminação da exposição serve para ajustar ou afinar a forma como a medição avalia o assunto. É um sistema muito simples que serve para mudar o local onde o medidor assume que o ponto de exposição perfeito está, movendo-o ligeiramente para uma imagem mais clara ou mais escura. A compensação de exposição é útil numa variedade de situações, onde o sistema de medição avalia mal as condições de iluminação[12] .

6.   FLASH:

Muitos fotógrafos casuais não conseguem ver a importância da função de flash para além de tornar as imagens visíveis no escuro. O flash pode ser ajustado quanto à sua intensidade; saída de flash alta ou baixa para maior conveniência.

7.   ZOOM:

As lentes de zoom são imprescindíveis em qualquer câmara digital, uma vez que ajudam a captar mais do objeto que será o foco principal da sua fotografia. Como o nome sugere, o zoom pode aproximá-lo de um motivo sem se aproximar fisicamente.

Existem dois tipos principais de zoom -

□ Zoom ótico

□ Zoom digital

Para compreender os zooms ópticos e digitais, temos de considerar a distância focal.

8.   COMPRIMENTO FOCAL:

A distância entre o ponto nodal posterior da lente e o plano focal, quando a focagem é colocada no infinito, é designada por distância focal. O ponto nodal posterior da lente é o ponto de onde os raios de luz parecem provir depois de passarem pela lente63 (Fig. 13).

A distância focal é o atributo da câmara que identifica o ângulo de visão da lente - por outras palavras - o quanto a câmara vê.

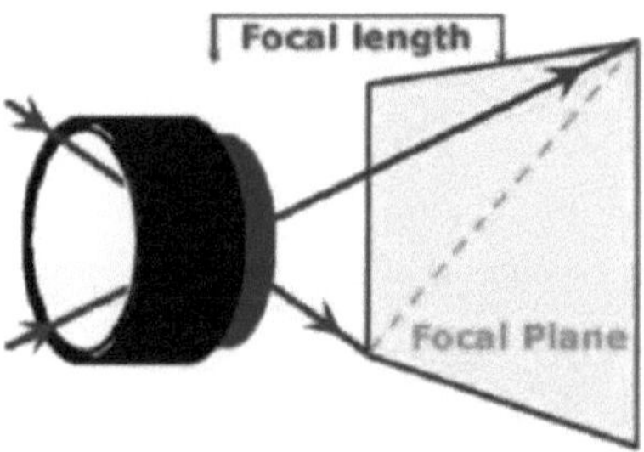

Focal length -The distance between the rear nodal
point of the lens and the focal plane
when focus is set at infinity.

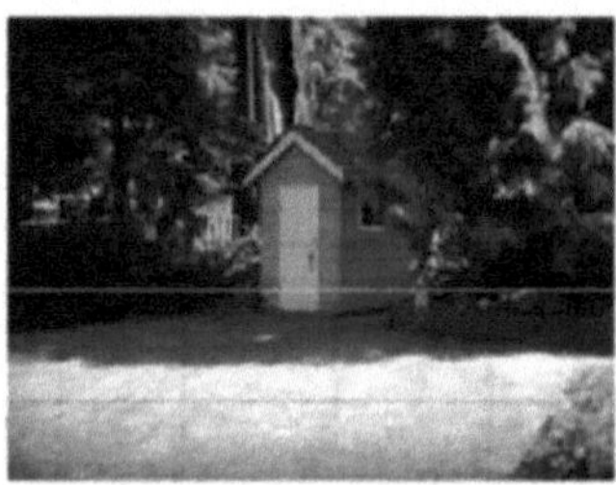

Focal length – is how much the camera sees
(angle of view of the lens)

Fig.13

Isto indica a quantidade de luz que entra na câmara e atinge o sensor. A distância focal da objetiva é expressa em mm. O ponto focal também determina o campo de visão, ou seja, a amplitude ou a estreiteza da visão através da objetiva.

A objetiva de 50 mm é considerada normal, uma vez que percepciona tanto quanto é visto a olho nu[10 * 12].

1 ZOOM ÓPTICO:

A lente de zoom é uma lente concebida de modo a que a sua distância focal possa variar numa gama pré-determinada. A imagem pode ser modificada opticamente e, consoante a definição de zoom, apresentará um campo de visão maior ou menor. Deste modo, ultrapassa a necessidade de ter várias objectivas de distância focal única.

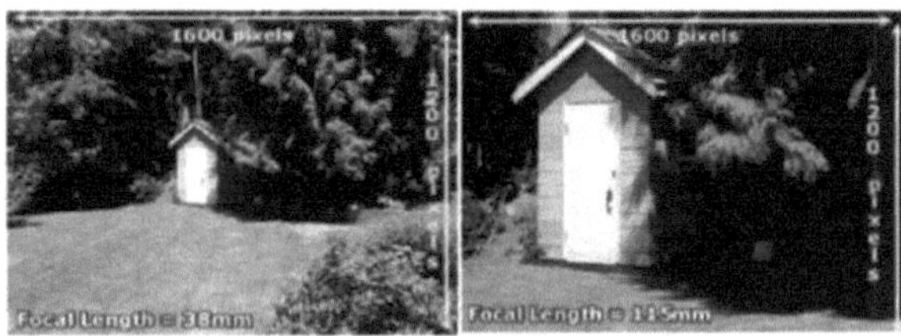

Optical zoom - Does not change the resolution of the
image or the image size, the no of pixels used
to describe the image are same

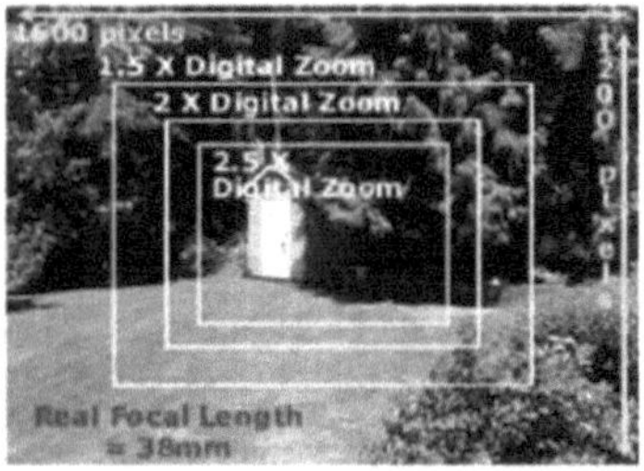

No of pixels used to capture a image are the
same as original non zoomed image

Fig.14

Com uma câmara digital, o zoom ótico não altera a resolução nem o tamanho da imagem, e o número de pixels utilizado para descrever a imagem permanece o mesmo (Fig. 14).

É aí que reside a diferença em relação ao zoom digital.

O zoom ótico aproximou o motivo mostrando mais detalhes do que os que eram visíveis digitalmente, como se o motivo tivesse sido fotografado com a câmara mais próxima do objeto.

11.   ZOOM DIGITAL:

As câmaras digitais equipadas com uma lente de distância focal única oferecem normalmente a possibilidade de minimizar uma imagem com zoom. Este sistema é designado por zoom digital.

Com câmaras de distância focal única, o processo funciona capturando apenas a imagem central recebida pelo sensor. Na realidade, o zoom digital é apenas uma ferramenta de recorte, uma vez que corta partes da imagem que estariam no campo de visão se tivesse sido utilizada uma distância focal maior.

Inerente a um zoom digital, está o facto de o número de pixels utilizados para capturar a imagem ser o mesmo que o da imagem original, sem zoom. Assim, a imagem é mais pequena do que a imagem da qual foi cortada ou tem uma qualidade inferior se for redimensionada para o tamanho da imagem original por interpolação.

Se existe uma vantagem no zoom digital, é que, uma vez que a câmara mede apenas a secção ampliada da imagem (uma secção mais pequena no centro do enquadramento), pode obter uma imagem melhor exposta para essa área específica, do que se a exposição tivesse sido determinada com base numa imagem maior12.

O conceito de zoom digital é, na verdade, muito simples, mas é confundido como uma extensão do zoom ótico. Por exemplo, um zoom ótico de 10x transforma-se num zoom de 60x se um zoom digital de 6x for ajustado à distância focal da objetiva.

O zoom ótico pode aproximar o objeto, tal como um telescópio; o zoom digital é apenas uma ferramenta de corte.

Recentemente, foi acrescentado o zoom inteligente. Atualmente, estão disponíveis câmaras de 4 ou 5 megapixéis, o que permite utilizar uma versão mais pequena, mas utilizável, da resolução total da imagem sem interpolação. No entanto, neste sistema, para que o zoom inteligente esteja disponível, o utilizador deve selecionar uma imagem inferior ao tamanho máximo da imagem.

12. DEFINIÇÕES DE ABERTURA:

Isto indica a quantidade de luz que entra na câmara e atinge o sensor (Fig. 15).

13. PROFUNDIDADE DE CAMPO:

As áreas à frente e atrás da área em foco indicam a profundidade do campo[12] (Fig. 15).

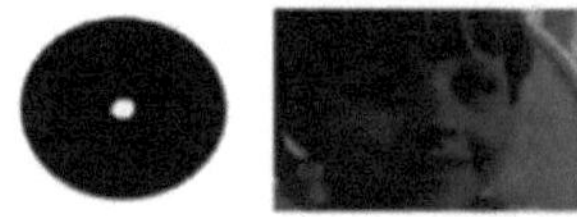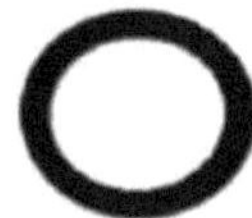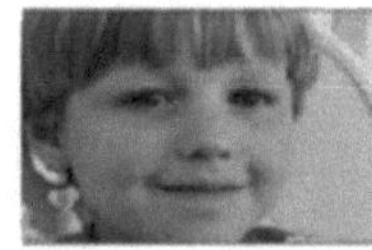

Aperture settings -amount of light entering the
camera and hitting the sensor.

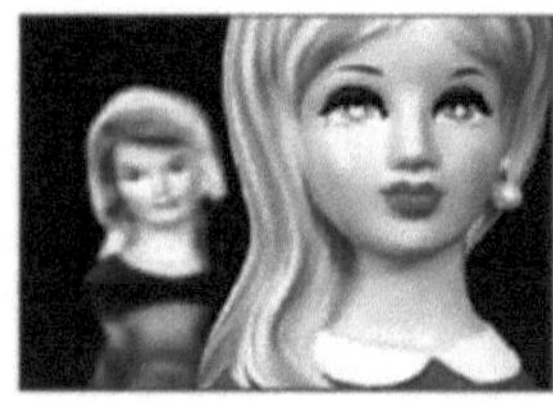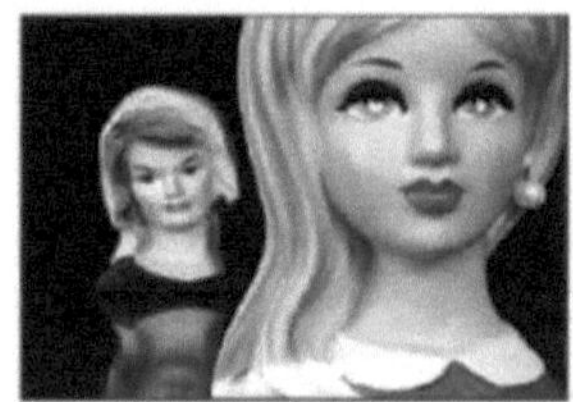

DEPTH OF FIELD - The Area Ahead of and
Behind the Area in Focus.

Fig.15

CÂMARAS DIGITAIS

CLASSIFICAÇÃO:

Classificam-se em - de acordo com a sua utilização, (Fig. 16)

1. Consumidor

2. Prosumidor

3. Profissional

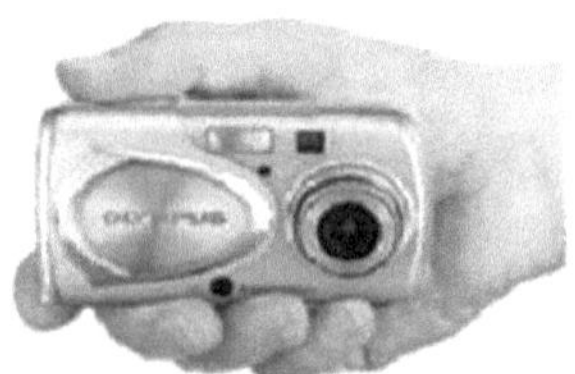

Consumer cameras – basic cameras

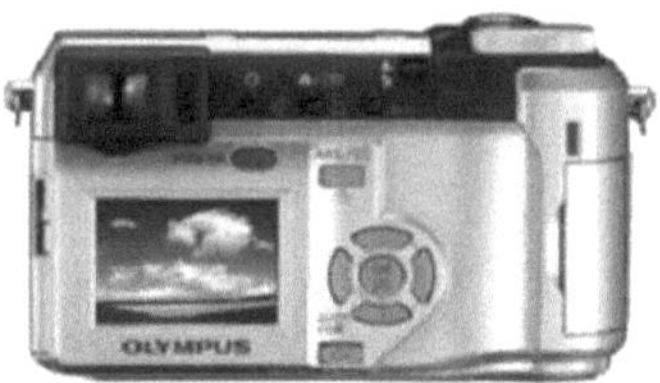

Prosumer câmeras –between consumer
and professional cameras

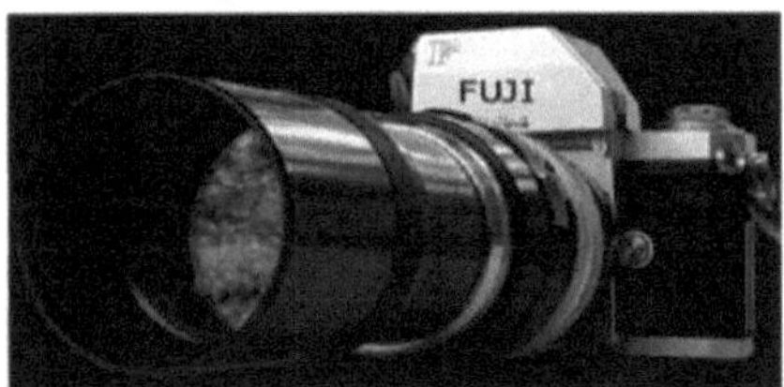

Professional cameras – high end cameras

Fig.16

De acordo com o custo -[12]

☐ Barato

- ☐ Nível de entrada
- ☐ Gama média
- ☐ Gama alta
- ☐ Profissional

INEXPENSIVO:

Utilizam pequenos sensores CMOS de baixo pixel, semelhantes aos que se encontram nas câmaras Web. Não têm ecrã LCD. Podem ser utilizadas para fins lúdicos. O tamanho da imagem é normalmente de 640 x 480 pixéis ou inferior.

NÍVEL DE ENTRADA:

São muito mais versáteis. Podem ou não ter uma lente de focagem automática. Utilizam sensores CCD para expor, em comparação com os pequenos sensores CMOS. Resolução
1 - 1,3 megapixéis.

GAMA MÉDIA:

Oferecem características mais avançadas, como o modo de prioridade, lente com zoom de 3 a 5x, compatibilidade com filmes mpeg, etc. Dispõem de características de algumas câmaras topo de gama. Dispõem de um visor ótico, mas não oferecem visores TTL mais complexos. Resolução
2 - 3 mega pixéis.

FIM ALTO:

Oferece controlos extensivos e ópticas dispendiosas, como o zoom longo estabilizado. Utilizam sensores CCD de alta resolução e algumas câmaras oferecem visores TTL. Oferecem compatibilidade com mais do que um tipo de suporte de gravação (flash compacto e smart media). Também podem ser utilizadas com unidades de flash externas ou com as suas próprias unidades dedicadas. A resolução é superior a 3 megapixéis.

PROFISSIONAL:

As câmaras profissionais mais comuns são as câmaras digitais SLR. São câmaras extremamente caras com características complexas. Exemplos - Nikon A1, Fuji films fine Pix S1, Canon D-30

CONSUMIDOR:

Estas câmaras têm características semelhantes às das câmaras de nível de entrada e de gama média[10].

PROSUMIDOR[10]:

Estas câmaras têm características que se situam entre as câmaras de consumo e as câmaras profissionais.

Gama de preços 500 - 1500 libras.

Têm várias características como -

- Lente de zoom macro
- Imagem de alta qualidade
- A peça de resistência das máquinas fotográficas digitais é, sem dúvida, a possibilidade de pré-visualização das imagens, que podem ser imediatamente visualizadas no ecrã LCD e aceites e, em caso de erro, podem ser apagadas e novamente captadas[10].

Têm alguns inconvenientes -

- O flash fornecido com a maioria das câmaras é um flash pontual.

Idealmente, o flash em anel é necessário para fotografia intra-oral para evitar sombras nas imagens. Apesar da utilização de deflectores e difusores, o resultado com o flash de ponto incorporado tende a ser dececionante. Não são suficientemente potentes para permitir tirar fotografias com pequenas aberturas.

- Os visores são normalmente visores de telescópio Galileu que só são adequados para fotografias instantâneas e não para fotografia intra-oral. Nestas câmaras, o visor não representa com precisão o que a lente irá ver. O ecrã LCD também é ineficaz se a taxa de atualização for lenta e consome muita energia.

- O sistema de focagem é problemático na captação de fotografias intra-orais. Normalmente, são necessárias não menos de 3-4 tentativas para focar. A definição macro, que é pré-determinada, também dá maus resultados[13] .

CÂMARAS PROFISSIONAIS[10,13] :

- Fuji Fine Pix S1 pro:

Câmara ideal para Ortodontia. Corpo em titânio (pode ser utilizado em várias condições).

Objetiva - Nikon 105 mm/2.5 AF macro,

Flash SB 29 Nikon speed light. O flash SB29 (anel) é compatível com a medição TTL. Assim, pode tirar facilmente fotografias intra-orais com F32.

A utilização do interrutor de limite na lente permite definir a ampliação para fotografias intra-orais, permitindo assim a compatibilidade direta entre fotografias.

Imagens armazenadas - utilizando a definição de pixel mais baixo (1440) e muitas fotografias (200kb) podem ser armazenadas sob compressão.

O único ajuste é desligar a lâmpada do flash atrás da cabeça do doente na vista ¾ ou na vista de perfil para projetar a sombra atrás da cabeça do doente[10] .

□ Nikon D1:

Corpo em titânio (pode ser utilizado em tufões, zonas de guerra, etc.). É muito pesado e difícil de segurar numa mão (normalmente utilizado para imagens intra-orais)

Preço: 5000 libras (caro)[10] .

CARACTERÍSTICAS A TER EM CONTA (numa câmara digital):

□ LCD (ecrã de cristais líquidos):

Um visor de reflexo ótico é ideal, pois capta exatamente a mesma imagem vista na objetiva. Mas é raramente utilizado. O LCD também é bastante eficaz. O LCD evita o problema do paralelismo observado no visor de reflexo ótico. O LCD pode ser .51 ou 1.5 - 21 (para ver de longe)[13] .

A taxa de atualização é lenta no caso do LCD.

Outra desvantagem é a dificuldade em captar a luz solar intensa; consome muita energia da bateria[13] .

ADAPTADOR DE REDE ELÉCTRICA:

Como o LCD consome muita energia, o adaptador de corrente é uma alternativa ao carregamento das pilhas e a maioria das empresas fornece esta funcionalidade[13] .

FOCAGEM AUTOMÁTICA E PRECISÃO:

É importante testar a focagem automática de uma câmara, tendo em conta as tracções de ampliação, a distância ao motivo e a iluminação. Por vezes, pode também ser necessária a focagem manual. Uma focagem automática satisfatória para fins ortodônticos funcionará corretamente a uma distância de 121 com um rácio de ampliação do motivo de 1:219.

RESOLUÇÃO E QUALIDADE CCD:

Os sensores CCD são recomendados em vez dos CMOS simplesmente porque a qualidade da imagem é tremendamente melhor nos primeiros. Embora os sensores CMOS sejam significativamente mais baratos de fabricar e implementar do que os CCD, a diferença é simplesmente grande em termos de qualidade de imagem.

Os sensores CMOS são extremamente portáteis e requerem consideravelmente menos energia da bateria, precisamente por isso a sua aplicação mais comum é em câmaras Web e câmaras de telefone[11].

CAPACIDADE DE FLASH:

Um flash de anel é essencial para obter uma iluminação uniforme do objeto no módulo macro. As fontes de luz externas não podem ser utilizadas como queixo; os lábios, etc. criarão uma sombra.

A maioria das máquinas fotográficas fornece flash num dos lados da lente da máquina, o que resulta numa distribuição desigual da luz na fotografia intra-oral. A maioria das câmaras não tem porta para unidades de flash sincronizado. Mesmo as unidades sincronizadas podem não permitir um flash de anel, uma vez que pode cobrir o sensor de focagem automática. A capacidade de utilizar o flash é importante na seleção de uma câmara[11].

A iluminação pode ser efectuada de duas formas[11] :

□ Deflectores de luz: Um sistema de espelho pode difundir eficazmente a luz em ambos os lados do motivo.

□ Flash externo ativado por luz: Monte um flash externo no lado oposto ao flash incorporado, ambos os flashes funcionarão simultaneamente sem produzir sombras.

AFINAÇÃO DOS PARÂMETROS DE EXPOSIÇÃO:

Na macrofotografia, é importante ajustar o tamanho da abertura da objetiva (abertura), indicado pelo número F, e a velocidade do obturador (medida em fracções de segundo). É difícil efetuar a focagem automática na fotografia intra-oral e em áreas próximas[11] .

SOFTWARE:

As imagens são armazenadas sob a forma de ficheiros gráficos (JPEG) e as câmaras digitais são fornecidas com software que permite transferir ficheiros de imagem para o PC.

Quando uma imagem é formada no CCD, é armazenada na câmara como um ficheiro em diferentes formatos. É nesta altura que a imagem pode ser comprimida para ser armazenada. Mas deve ter em conta que a compressão pode reduzir a qualidade da imagem[8,11] .

RESOLUÇÃO:

Quanto maior for o número de pixels gravados pela câmara, maior será a quantidade de detalhes captados. Por isso, é útil optar pelo valor mais elevado dentro do orçamento. A resolução pode não ser importante se não necessitar de uma impressão fotográfica realista.

Mito dos megapixéis -

Em primeiro lugar, um megapixel mais elevado não é um indicador da qualidade da imagem. A qualidade é determinada pelo sensor de imagem e o megapixel determina simplesmente o tamanho da imagem. No entanto, verifica-se que as câmaras com megapixels mais elevados têm mais funcionalidades e são mais úteis[8] .

CONSIDERAÇÃO PRÁTICA:

- Descarregamento de imagem:

O método mais comum é a utilização de cartões inteligentes ou cartões compactos. Está disponível um leitor de cartões para ligação direta ao computador[8]

.

- Reprodução:

As imagens podem ser impressas ou colocadas num processador de texto. Impressões a laser a cores, jato de tinta Epson Stylus 750. Também é possível a produção de diapositivos clínicos.

- Armazenamento e enchimento:

Uma imagem típica tem cerca de 300kb - 500kb. O armazenamento é feito numa memória interna ou externa.

A memória interna deve ser evitada.

4 tipos de memória externa:

1. Disco de estado sólido ou cartão inteligente
2. Cartão miniatura
3. Cartão flash compacto
4. Disquete de 3,5 polegadas

- Armazenamento em disco de estado sólido - 8 MB

- Cartão miniatura - 24 MB

- Cartão Compact flash 2MB - 100MB.

- Disquete - 1,4 MB

- 30 - 40 imagens captadas antes da transferência são normalmente suficientes[8,11] .

- Baterias:

Potentes pilhas recarregáveis NI - metal hidreto e mantenha um carregador de pilhas com um conjunto de pilhas sobresselentes[13] .

ACESSÓRIOS ADICIONAIS:

- Bolsas e correias: a correia de pulso e a pequena bolsa de transporte são úteis e geralmente fornecidas com as câmaras digitais.

  Os fotógrafos profissionais podem ter sacos com ranhuras para a bateria e cartões de memória[8] .

- Cartões de memória: Estão disponíveis até 1GB e podem ser utilizados como unidades juntamente com um leitor de cartões de memória. 1.3 mp - 16MB, 2.1mp - 32MB, 3.2mp-64MB, 4mp - 96MB.

- Tripés: Especialmente úteis para a estabilidade e quando se pretende tirar fotografias com zoom de longo alcance, são altamente eficazes.

- Kit de limpeza: Inclui películas de proteção para ecrãs LCD, bem como um soprador, uma escova e um pano antiestático para remover impressões digitais e partículas de pó das lentes.

- Leitor de cartões: Compatível com USB e as transferências são muito mais rápidas e evita o incómodo de utilizar o cabo[8,11] .

DIFERENÇA ENTRE CÂMARA DE FILMAR E CÂMARA DIGITAL

1. Ao contrário de uma câmara de filmar, os sensores de imagem registam a imagem. Os sensores de imagem formam imagens, que são constituídas por pixéis, que são os componentes básicos da imagem. A resolução e a qualidade da imagem são também factores importantes da câmara digital.

2. Armazenamento de imagens: outro aspeto importante a ter em conta é a forma como as imagens são armazenadas. Estas são armazenadas na memória flash. Também são utilizados cartões de memória.

3. Sem custos recorrentes: graças ao ecrã LCD, pode ver as suas fotografias imediatamente e decidir se gosta delas ou não, conservando-as ou eliminando-as. Durante a impressão, pode imprimir apenas as boas fotografias e deitar fora as outras. Também pode imprimir online.

4. Espaço para a experimentação: As câmaras digitais são uma ferramenta libertadora. Isto permite-lhe melhorar as suas capacidades fotográficas.

5. Funcionalidade num pacote pequeno: Em vez das SLR convencionais, oferecem quase todas as características das câmaras SLR num pacote pequeno.

6. Oferecem funcionalidades como macro, longa exposição, fotografia à luz do dia, luz fraca, etc.

7. O LCD elimina o trabalho de adivinhação: Uma das mais importantes adições a uma câmara é o ecrã LCD. Simplesmente elimina a adivinhação da fotografia.

8. Inclui composição, exposição, zoom e muitas outras funcionalidades. Também pode ser utilizado como um álbum de fotografias portátil.

9. Durabilidade: uma das maiores vantagens é o facto de as fotografias poderem ser armazenadas e visualizadas em formato digital sem exposição

ao ambiente As fotografias manuais têm de ser armazenadas fisicamente e tendem a deteriorar-se com o tempo.

10. Escalabilidade: Pode utilizar fotografias digitais de várias formas; podem ser utilizadas como fundo no ambiente de trabalho do computador, em apresentações, etc.

11. Partilha: A caraterística mais utilizada da câmara digital é a partilha de imagens. Não precisa de negativos, pode simplesmente enviá-los por correio para outros profissionais de saúde, amigos e doentes.

12. Alcance a perfeição: Se houver algo de errado na sua fotografia, pode corrigi-la, editá-la, corrigir as cores e melhorar a qualidade antes de a imprimir.

ERROS COMUNS EM FOTOGRAFIA CLÍNICA

As fotografias clínicas tiradas antes, durante e após o tratamento ortodôntico constituem uma parte essencial dos registos do paciente. Se forem corretamente tiradas, oferecem mais informação útil sobre a má oclusão e o tratamento do que qualquer outro registo clínico. No entanto, existem muitas fontes potenciais de erros durante a obtenção destes registos de valor inestimável. As fotografias de qualidade inadequada podem deturpar a má oclusão inicial do paciente, podem refletir incorretamente o progresso do tratamento ou podem registar incorretamente anomalias e defeitos dentários que possam estar presentes[13]

.

Tanto com os sistemas convencionais como com os digitais, muitos destes erros, que envolvem a utilização de espelhos e retractores e problemas de posicionamento do doente, são comuns a ambos os métodos. Com a recente utilização generalizada de equipamento digital, foi introduzida toda uma nova gama de possíveis erros e os problemas específicos relacionados com os sistemas digitais são discutidos em pormenor em[13] .

FONTES DE ERROS EM FOTOGRAFIA CLÍNICA:

Há uma série de erros que são frequentemente observados e que podem ser divididos em dois grupos -[13]

O primeiro grupo inclui os erros devidos a uma escolha ou utilização inadequada do equipamento, incluindo a câmara, a objetiva, o flash, os retractores, os espelhos ou a sucção, ou a uma falta de compreensão da tecnologia digital que resulta em imagens inadequadas ou impróprias.

O segundo grupo de erros diz respeito a qualquer suporte de registo e envolve um posicionamento inadequado dos sujeitos[13] .

ERROS TÉCNICOS:

- CÂMARA:

Para obter fotografias clínicas de alta qualidade, é necessário o equipamento correto, que inclui uma máquina fotográfica (convencional ou digital) com uma macrofacilidade (capacidade de produzir imagens 1:1) e, idealmente, um flash de anel, um fundo apropriado, iluminação adequada e assistentes bem treinados. A orientação correcta da câmara é importante[13] .

□ Fotografias extra-orais tiradas em modo retrato

□ Fotografias intra-orais tiradas em modo paisagem[9,13] (Fig. 17).

Orientação da câmara

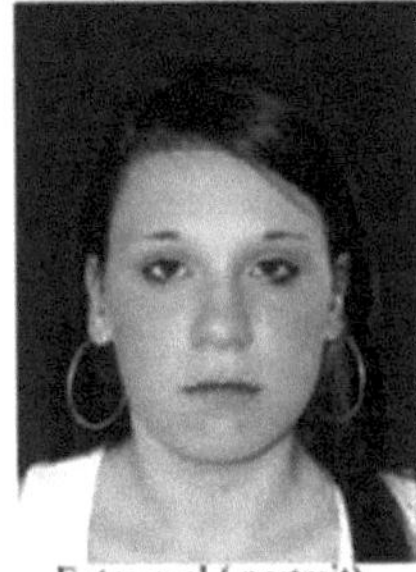

Extra-oral (portrait)

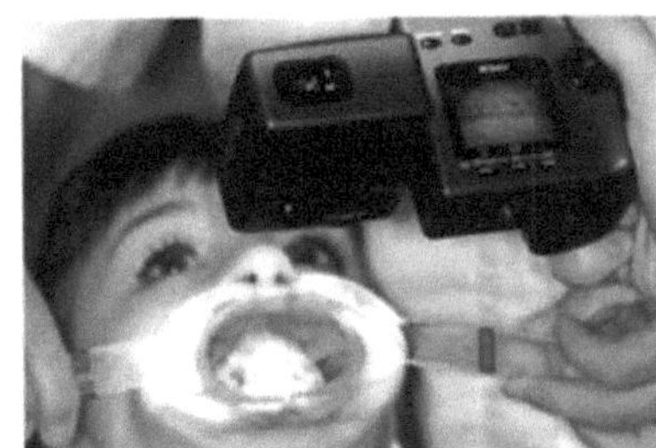

Intra oral (landscape)

Fig.17

Para permitir a comparação direta de fotografias tiradas em momentos diferentes, é necessária uma ampliação consistente das imagens.

Para o ajudar com o equipamento convencional, pode ser colocada uma etiqueta no cano da lente indicando a definição necessária da lente (distância focal) para cada uma das vistas padrão. Assim, a ampliação será predefinida para as vistas intra-orais, em espelho e extra-orais, permitindo a comparação direta de imagens sequenciais. O cano da lente é colocado na posição pré-determinada e o objeto é focado movendo a câmara para mais perto ou para mais longe do doente[13] .

No caso das imagens digitais, este não é um problema tão crítico, uma vez que podem ser redimensionadas numa fase posterior para permitir a comparação com imagens anteriores ou posteriores, desde que exista informação suficiente na imagem para garantir a qualidade, depois de cortada e redimensionada. Isto é determinado pelo número de elementos de imagem (pixels) no dispositivo de carga acoplada da câmara digital e se a área de interesse preenche completamente a área gravada. A maioria das câmaras digitais modernas regista 3 mega pixels ou mais, o que é mais do que adequado para fotografias clínicas de alta qualidade.

2.   RETRACTORES[9,13] :

Dois tamanhos de retractor de dupla extremidade são pré-requisitos para obter um conjunto de fotografias intra-orais de alta qualidade, (Fig. 18).

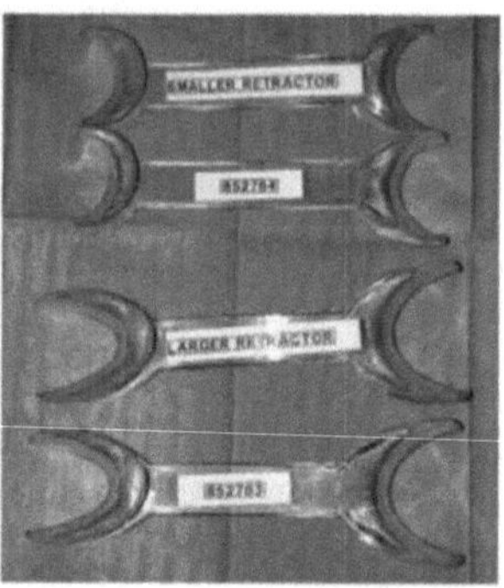

Fig. 18

Two set of double ended retractors

Vista INTRA-ORAL ANTERIOR -

As extremidades grandes do retractor maior são utilizadas para obter a retração. O assistente deve segurar ambos os retratores, puxando-os lateralmente e também para a frente, o que é o oposto dos instintos naturais dos assistentes ao retrair. Ao puxar os lábios para a frente, em direção ao fotógrafo, facilita ao doente a mordida em oclusão e afasta os tecidos moles dos dentes[9,14,] (Fig. 19) .

VISTAS BUCAL -

Um retractor é rodado em 180°, utilizando assim a extremidade mais pequena do retractor maior no lado de interesse.

Os fotógrafos devem segurar eles próprios neste retractor e, imediatamente antes de captar a imagem, puxá-lo mais 4-5 mm, tanto para distal como para longe dos dentes, para garantir que pelo menos a distal dos primeiros molares é captada.

Para permitir uma retração óptima dos tecidos moles, o assistente segura passivamente a extremidade grande do retractor grande no lado oposto[9,14,] (Fig. 21).

VISTAS OCLUSAIS -

O assistente insere as extremidades pequenas dos pequenos retractores por baixo dos respectivos lábios e roda-os em direção à linha média, puxando os lábios para a frente, bem como lateralmente.

Isto é essencial para evitar obscurecer os dentes com os lábios. A direção da tração é afastada dos dentes, e para cima nas fotografias maxilares e para baixo nas fotografias mandibulares, assegurando assim um fundo de mucosa reflectida em vez de Vermillion esticado[9,13,14] (Fig. 20).

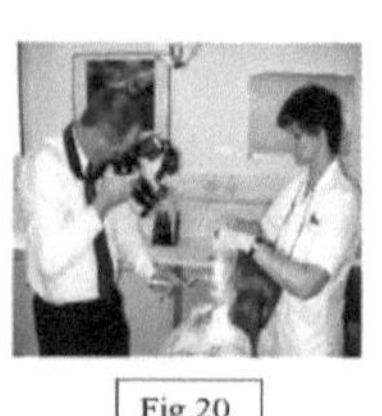

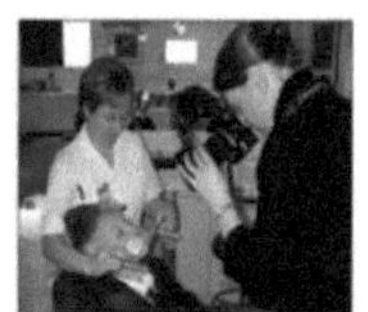

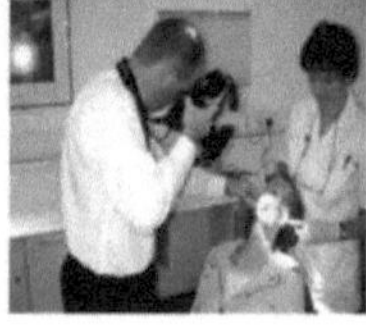

3.   ESPELHOS

Os espelhos de vidro de cabo comprido e com proteção frontal são a ferramenta ideal para a fotografia clínica, embora sejam significativamente mais caros do que os espelhos com proteção posterior ou de metal[9,13] .

O fotógrafo segura as pegas compridas para permitir o controlo total da fotografia e para manter os dedos dos assistentes fora da fotografia. Os espelhos de vidro produzem uma fotografia muito superior aos espelhos de metal polido, uma vez que reflectem muito melhor a luz e são mais resistentes aos riscos[13,15,] (Fig. 22).

A aplicação de prata na parte da frente do espelho evita as imagens duplas, que ocorrem devido a uma segunda reflexão da superfície do vidro quando a prata se encontra na parte de trás, (Fig. 22).

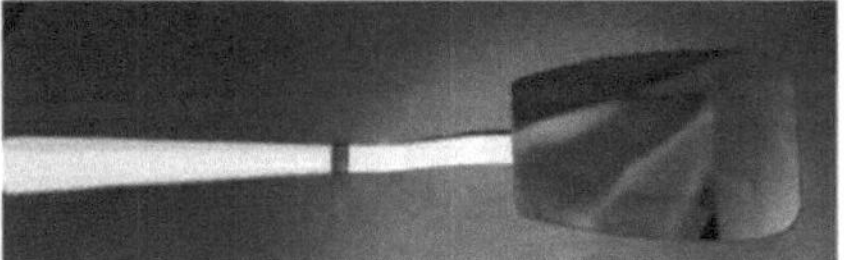

Long handled and front silvered glass - ideal

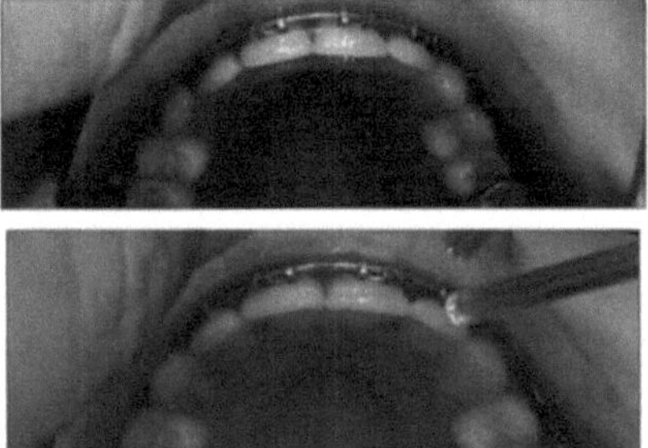

Rear silvered versus front silvered glass

Fig.22

Antes de tirar a fotografia, o espelho deve ser aquecido para evitar que o espelho fique embaciado quando é introduzido na boca do doente ou o doente deve ser instruído para suster a respiração durante cerca de 10 segundos[13] .

Os espelhos oclusais estão disponíveis em três tamanhos diferentes; no entanto, os dois tamanhos mais pequenos são necessários em menos de 10% dos pacientes. Durante a fotografia oclusal, a luz nunca é reflectida a 100%, e há uma tendência para as fotografias com espelho ficarem ligeiramente subexpostas. Por isso, vale a pena utilizar uma compensação de abertura de +1 F- stop, para garantir uma boa iluminação das fotografias em espelho. Este ajuste pode ser normalmente efectuado em sistemas de câmaras convencionais e digitais modernas[13] .

Problemas relacionados exclusivamente com a fotografia digital'[13] :

- Profundidade de campo
- Focagem automática
- Sombras
- Construção de imagens simétricas
- Armazenamento de imagens
- Imagem digital adaptada ao seu objetivo

Problemas de profundidade de campo:

A profundidade de campo representa a quantidade da imagem que está em foco nítido e depende da ampliação e da abertura selecionada.

À medida que a ampliação aumenta e a abertura através da qual a fotografia é tirada é alargada, a profundidade de campo diminui. Muitas câmaras digitais de gama média que fazem a ponte entre os modelos de consumo e os modelos profissionais (conhecidas como= Prosumer', por exemplo, Nikon Cool Pix 990/4500) só permitem que a abertura seja reduzida para cerca de F11[13] .

Ao tirar fotografias intra-orais com estas câmaras de gama média, a profundidade de campo será relativamente pequena e, na fotografia intra-oral anterior, parte da imagem ficará inevitavelmente desfocada.

A profundidade de campo é distribuída aproximadamente um terço à frente e dois terços atrás do plano focal. Esta desvantagem da pequena profundidade de campo com fotografias tiradas com aberturas maiores pode ser minimizada (mas não completamente evitada) focando a superfície distal dos incisivos laterais para, pelo menos, obter incisivos centrais a caninos em foco[13] .

Com câmaras digitais profissionais, por exemplo, Fuji S1 Fine-Pix Pro, combinadas com o poderoso flash Nikon SB29, que permite a medição através da lente, é possível uma exposição perfeita em F32. Esta pequena abertura permite uma profundidade de campo suficiente para incluir tanto os brackets dos incisivos como os brackets dos segundos pré-molares em foco nítido, desde que o plano focal esteja posicionado corretamente, ou seja, na mesial dos caninos.

Com os disparos bucais e oclusais, desde que o sujeito esteja corretamente posicionado e os retractores sejam utilizados adequadamente, toda a área de interesse está num plano; por conseguinte, a profundidade de campo não deve ser um problema[13] .

Problemas de focagem automática:

As câmaras digitais permitem frequentemente escolher entre a focagem automática e a focagem manual. A focagem manual é de longe a opção preferida pelas seguintes razões

Com as câmaras Prosumer, a focagem tem de ser feita nos incisivos laterais e com as câmaras topo de gama nos caninos, mantendo sempre uma fotografia centrada[13] .

Devido à falta de linhas de contraste acentuado na área de interesse, muitas destas câmaras digitais têm dificuldade em focar utilizando a definição de focagem automática para fotografias intra-orais.

O resultado é uma tentativa após tentativa de fazer com que a luz de focagem da câmara (normalmente verde intermitente) pare de piscar, indicando que a fotografia está focada. Isto revela-se frequentemente infrutífero, apesar de se mover repetidamente a câmara entre as tentativas de focagem. Tudo isto acontece enquanto o assistente e o médico estão a levantar os retractores para obter a retração máxima dos tecidos moles e alguns doentes podem achar isto um pouco desconfortável.

A solução para este problema é utilizar a definição de focagem manual para todas as fotografias clínicas. Com as câmaras topo de gama com recurso à objetiva (TTL), a focagem é feita através do visor[13] .

Com os modelos Prosumer, o médico decide a distância adequada entre o doente e a câmara que preenche a moldura com a área de interesse.

Esta distância de focagem de, por exemplo, 0,2 m é definida manualmente na câmara, e a câmara é então simplesmente movida para trás e para a frente até que a imagem no ecrã LCD esteja bem focada, e a fotografia é tirada. Vinte centímetros é uma boa distância para começar a testar a capacidade das câmaras para tirar fotografias intra-orais anteriores nítidas na configuração manual[13] .

Para fotografias extra-orais, deve tentar focar a pálpebra inferior do doente para garantir que a ponta do nariz até à orelha do doente está dentro da profundidade de campo nas vistas frontal, de três quartos e de perfil. Utilizar a luz dentária para iluminar o doente não só ajuda a reduzir o efeito de olhos vermelhos, como também ajuda muito a focar em cirurgias com pouca luz.

Sombra

Problemas envolvendo sombras são quase inevitáveis com câmaras digitais Prosumer que usam um flash pontual. Se o flash estiver montado num dos lados da lente, esta sombra é particularmente visível no disparo lateral e no disparo anterior se o flash estiver acima da lente[13] (Fig. 23).

No passado, foram sugeridos vários espelhos, reflectores e difusores para reduzir este problema; no entanto, nenhum oferece a solução perfeita e os acessórios tendem a tornar a instalação mais complicada de utilizar.

As outras alternativas são a utilização de um ecrã iluminado como pano de fundo para os pacientes quando tiram as fotografias extra-orais, ou a utilização de um fundo escuro não refletor (de preferência de veludo) para maximizar a qualidade da imagem[13] .

EXTRA ORAL

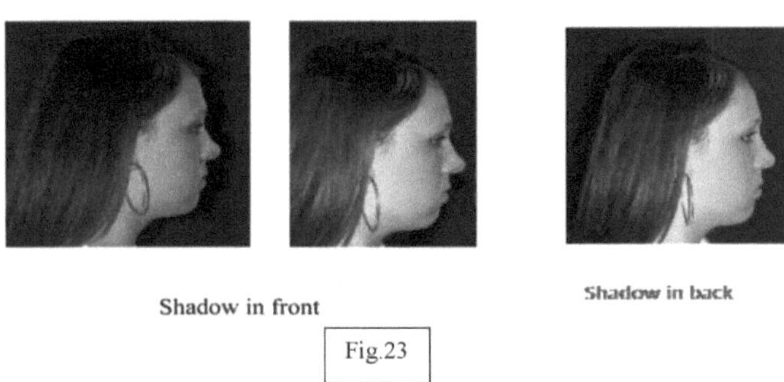

Fig.23

Com as vistas intra-orais, mais uma vez, a solução com um flash pontual montado lateralmente é virar a câmara de cabeça para baixo na vista vestibular.

Isto assegurará que o flash ilumina a área que, de outra forma, ficaria na sombra devido à bochecha. Esta fotografia digital pode então ser rodada 180° antes de ser guardada no ficheiro do paciente[13] .

Também é difícil obter fotografias oclusais de alta qualidade utilizando câmaras com flashes pontuais com a ampliação habitual, devido à proximidade da câmara em relação ao doente; grande parte da área de interesse fica na sombra.

Uma solução para o problema da iluminação inadequada é focar mais longe do doente, o que permite a entrada de mais luz e, por conseguinte, reduz as sombras. Nesta situação, a área de interesse preenche apenas cerca de 20% da área captada pela câmara, pelo que o dispositivo de acoplamento de carga deve ter uma qualidade suficientemente elevada para produzir uma boa imagem depois de 80% da informação captada ter sido descartada[13] .

Construir imagens simétricas:

Uma grande vantagem da muito popular câmara Dental Eye 3, em relação a muitos dos seus concorrentes, é a presença de uma grelha no visor.

Isto permite a obtenção de fotografias intra e extra-orais simétricas e equilibradas muito bem construídas, mesmo por fotógrafos relativamente inexperientes, utilizando o plano oclusal, a linha interpupilar e o plano de Frankfort para construir fotografias reproduzíveis[13] .

A maioria das câmaras digitais de gama média não tem a vantagem de uma grelha para ajudar na construção das fotografias, mas algumas das câmaras topo de gama, por exemplo, a Fuji FinePix S2 Pro, têm= linhas de grelha "on-demand", que ajudam significativamente na construção das imagens extra-orais e intra-orais.

Problemas com o cartão:

As imagens digitais são frequentemente gravadas em cartões PCMCIA. Estes cartões têm uma série de 50 pequenos orifícios que aceitam 50 pinos metálicos minúsculos dentro da câmara. Pequenas imperfeições no cartão PCMCIA podem danificar os pinos e, uma vez danificados, será necessário devolver a câmara ao fabricante para reparação[13] , (Fig. 24).

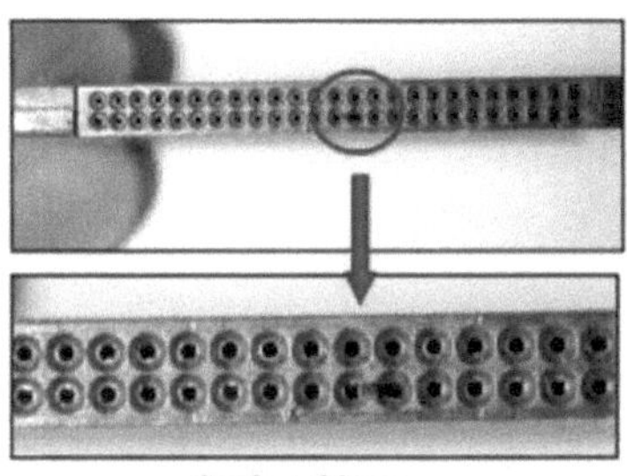

Card problems

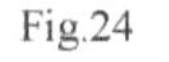

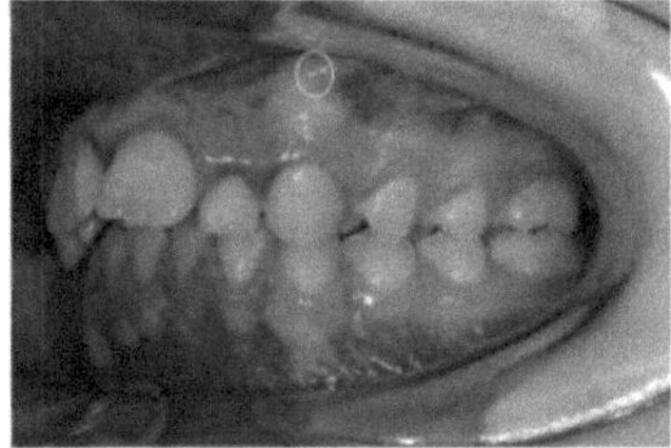

CCD problems

Problemas de CCD

Mesmo quando as lentes das câmaras digitais nunca são mudadas, o pó pode eventualmente entrar no CCD das câmaras. Isto será visto como pequenas marcas pretas "em foco", num ponto específico das imagens intra e extra-orais[13] , (Fig. 25).

Nas câmaras do tipo SLR é frequentemente possível aceder ao CCD para permitir a sua limpeza com líquido de limpeza ótica e panos não abrasivos que não largam pêlos, mas isto deve ser feito com extremo cuidado.

Imagem digital: adequada ao objetivo

A maioria das câmaras digitais vem com uma variedade de definições e, por vezes, é difícil saber qual é a melhor definição a utilizar em qualquer situação específica. As perguntas a que deve responder são: para que será utilizada a imagem digital, o espaço no cartão de memória é escasso e as imagens serão utilizadas para produzir cópias em papel? [13]

Ao decidir sobre o tipo de imagem, pode escolher as dimensões dos pixéis. Estas podem ser de 3040, 2048 ou 1024 píxeis na maior dimensão da imagem. (As câmaras mais baratas têm dimensões de imagem ainda mais pequenas, mas a qualidade destas é normalmente inaceitável para fins clínicos)[13] .

Se a imagem se destinar apenas a ser visualizada num ecrã de computador, não faz muito sentido ter mais informações disponíveis do que as que podem ser exibidas no ecrã ou num projetor portátil.

O ecrã médio tem 1024 píxeis de largura, por isso, se uma imagem de paisagem ocupar todo o ecrã, a definição escolhida será de 1000 píxeis de largura, reduzida proporcionalmente à redução da área do diapositivo ocupada pela imagem[13] .

Se mantiver as imagens tão pequenas quanto possível, irá garantir que as apresentações de diapositivos para as quais são importadas têm um tamanho manejável e que os computadores não têm dificuldades em apresentar a apresentação de diapositivos.

Ao criar uma apresentação de diapositivos ortodônticos, uma imagem ocupará muitas vezes apenas metade do ecrã, pelo que o tamanho da imagem pode ser reduzido ainda mais, para 500 pixels no seu eixo horizontal, utilizando qualquer um dos programas de manipulação de imagens normalmente disponíveis, antes de ser inserida na apresentação de diapositivos.

Isto é preferível a agarrar os cantos de uma imagem de grandes dimensões e esmagá-la até às dimensões de um diapositivo do PowerPoint, uma vez que toda a informação supérflua que consome muita memória continua no ficheiro, tornando o diaporama desnecessariamente grande e muitas vezes difícil de manejar[13].

Na maioria das câmaras digitais, existe também uma definição para a qualidade da imagem, uma vez que são utilizados vários graus de compressão para reduzir os requisitos de memória.

Uma situação comum é a câmara guardar ficheiros na qualidade máxima sem compressão como ficheiros TIFF e ter 2 ou 3 níveis de compressão JPEG representados pelas definições fina, normal e básica[13].

Grosso modo, os tamanhos dos ficheiros são reduzidos para 1/4, 1/8 e 1/16 do tamanho do ficheiro original através de compressões sucessivas. A definição normal produz imagens que são adequadas para a maioria das finalidades, e as definições alta e fina são geralmente necessárias quando são necessárias cópias impressas.

Se houver a possibilidade de a imagem digital ter de ser impressa numa determinada fase, para uma impressão de qualidade fotográfica é necessária uma resolução de aproximadamente 300 pixels por polegada. Para uma impressão de boa qualidade de 6 x 4 polegadas, a imagem tem de ser tirada com a definição de

2048 píxeis na sua maior dimensão. Por conseguinte, as imagens tiradas para fins de publicação têm de ter um tamanho maior e, idealmente, uma qualidade superior (menos compressão) do que as tiradas para registos de rotina dos doentes[13] .

A configuração típica para fotografias digitais padrão utilizando uma Fuji FinePix S2 Pro é a configuração 1440 em normal para as fotografias intra-orais e utilizando uma compensação de +1 para fotografias em espelho. A abertura da câmara é definida em F32 para ambos os tipos de fotografias intra-orais e F5.6 para fotografias extra-orais.

Erros de posicionamento:

Tanto o paciente quanto o clínico precisam ser posicionados corretamente, de maneira padronizada, para produzir fotografias consistentes. Todas as características da má oclusão devem ser demonstradas e as áreas de interesse não devem ser obscurecidas pela roupa, cabelo, material de impressão, retractores ou saliva[13] .

Podem surgir problemas quando existe uma diferença de altura entre o doente e o médico, e pode não ser possível obter um fundo uniforme, uma vez que as fotografias podem parecer ter sido tiradas acima ou abaixo do doente. Este problema pode ser resolvido fazendo com que o doente ou o médico, consoante o caso, se coloquem numa plataforma para os elevar à mesma altura (Fig. 26).

As fotografias extra-orais incluem[9,13] -

- □ Uma vista de frente
- □ Uma vista de rosto inteiro a sorrir
- □ Uma vista de perfil
- □ Uma vista de perfil a três quartos

□ Uma vista sorridente de três quartos

As fotografias intra-orais incluem[9,13] -

□ Vista anterior

□ Vistas vestibulares direita e esquerda dos dentes em oclusão

□ Vistas oclusais superior e inferior

Em todas as câmaras, é necessário dedicar algum tempo à calibração do sistema para determinar as definições ideais para as fotografias intra e extra-orais.

As fotografias intra-orais devem ser tiradas com a abertura mais pequena possível para maximizar a profundidade de campo.

FOTOGRAFIAS EXTRA-ORAIS

Vistas de rosto inteiro e de rosto inteiro a sorrir: Idealmente, trata-se de uma vista de retrato com o rosto a preencher o enquadramento, estendendo-se até um pouco acima do topo da cabeça e logo abaixo do queixo. A fotografia deve ser simétrica com o plano interpupilar paralelo ao chão. Se possível, a luz dentária é direccionada para o doente para contrair as suas pupilas e minimizar qualquer efeito de olhos vermelhos[9,13] .

A primeira fotografia é tirada com os lábios em repouso e a seguinte com o paciente a sorrir mostrando amplamente os seus dentes.

As características mais comuns de uma má fotografia extra-oral incluem a fotografia tirada na orientação horizontal, com a ampliação incorrecta e com demasiado tronco do doente na fotografia[9,13] .

Deve selecionar um fundo adequado e coerente; pode também utilizar uma caixa de luz para eliminar as sombras. Os recipientes de sabão, os interruptores de luz, as maçanetas das portas e os rebordos dos quadros de avisos acrescentam ruído à imagem e diminuem a qualidade geral da fotografia final.

É importante dar instruções claras e concisas ao paciente. Ocasionalmente, quando lhe é pedido que se coloque em frente ao fundo, os doentes tomam as instruções demasiado à letra e voltam-se de costas para o fotógrafo, o que realça a necessidade de dar instruções explícitas ao doente, (Fig. 26)

Vistas de perfil e de três quartos de perfil: Normalmente, só é tirado um perfil (o perfil direito do doente para coincidir com o cefalograma lateral e o traçado). No entanto, para os doentes com assimetrias faciais, devem ser tirados os perfis direito e esquerdo.

Mais uma vez, o rosto deve preencher o enquadramento estendendo-se até acima do topo da cabeça, à frente do nariz e abaixo do queixo. A parte de trás da cabeça não é necessariamente necessária e reduz o tamanho do enquadramento ocupado pelas áreas de interesse.

O plano de Frankfort do doente deve ser horizontal. A luz dentária, se necessário, deve ser direccionada de modo a que a sombra do doente seja projectada para trás do doente e o flash da câmara, sempre que possível, deve ser ajustado para obter um efeito semelhante[9,13] .

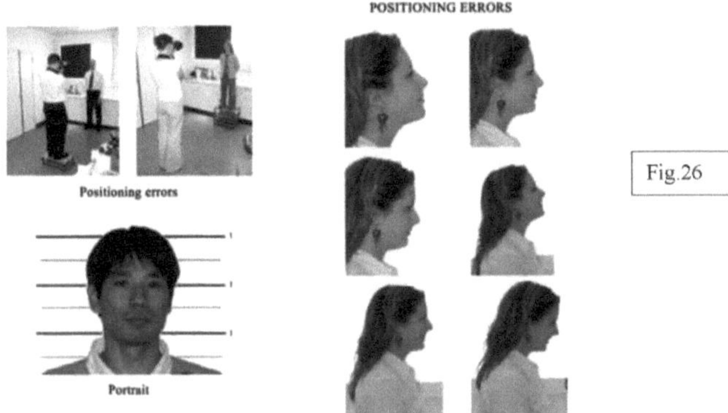

Os erros nas fotografias de perfil incluem uma representação incorrecta da morfologia dos tecidos moles ou do padrão esquelético, o que pode dever-se à postura do doente ou, em alternativa, a uma inclinação excessiva da cabeça para a frente ou para trás (Fig. 26).

Deve pedir-se sempre aos indivíduos com cabelo comprido que o coloquem atrás das orelhas, para que o plano de Frankfort possa ser avaliado com exatidão e a área de interesse fique totalmente exposta.

FOTOGRAFIAS INTRA-ORAIS

Vistas anteriores: Esta é tirada em vista de paisagem, com os dentes em oclusão a preencher a moldura, com o plano oclusal horizontal e a dividir a imagem[9,13] .

Uma vez seleccionados os afastadores correctos, todos os tecidos moles devem ser afastados dos dentes lateral e anteriormente. As linhas médias, se estiverem correctas, devem estar no centro da moldura. Um erro possível, embora relativamente incomum, é tirar uma foto intra-oral na orientação de retrato.

Os erros mais comuns incluem planos oclusais inclinados, seleção e utilização inadequadas de retractores de bochecha[13] .

Outro erro totalmente evitável é a não aspiração da saliva ou a não retração da língua antes de tirar a fotografia, deixando pedaços de alginato nos dentes. Por isso, vale a pena familiarizar os assistentes com os afastadores, ter sempre disponível uma boa sucção e tirar fotografias antes das impressões quando se recolhem registos (Fig. 27).

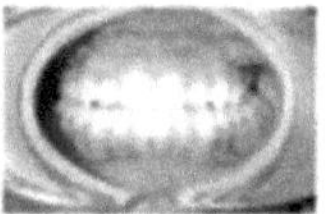
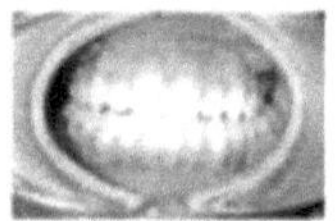

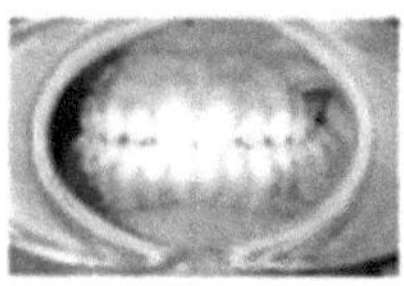

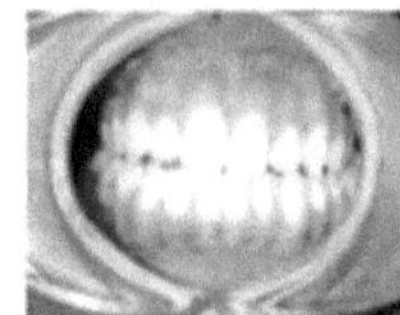

Fig.27

Para ajudar a focar as fotografias intra-orais, a luz dentária deve ser sempre apontada diretamente para a boca do doente. É necessária uma profundidade de campo adequada, especialmente para a fotografia anterior, pelo que é importante focar ao nível dos incisivos laterais para garantir que o número máximo de dentes está focado[9,13] .

Vistas bucais: Mais uma vez, o plano oclusal deve ser horizontal e bissectar a moldura. A moldura deve ser preenchida com dentes que se estendem desde a superfície mesial do incisivo central até, pelo menos, à superfície distal dos primeiros molares permanentes e, se possível, mais para trás.

É importante angular a câmara de modo a que a lente fique perpendicular a uma tangente às superfícies vestibulares dos dentes posteriores para evitar a subestimação da discrepância sagital, que ocorre através de um efeito de paralaxe[13] .

Vistas no espelho: As imagens em espelho superior e inferior devem, idealmente, ser vistas simétricas das superfícies oclusais dos dentes, estendendo-se desde a frente dos incisivos até, pelo menos, às superfícies distais dos primeiros molares e, idealmente, incluindo todos os dentes erupcionados. Não deve haver uma visão direta dos dentes incisivos.

Durante a preparação para as fotografias de espelho, mova o doente inclinando a cabeça para trás, para que o fotógrafo não tenha de se baixar ou torcer excessivamente. Existe sempre uma tendência para os doentes não abrirem totalmente a boca para estas fotografias oclusais[13] .

Para evitar este problema, depois de colocar o espelho e imediatamente antes de falar a fotografia, peça ao doente para abrir duas vezes mais, o que normalmente proporciona uma abertura significativamente melhor para a fotografia.

Lembre-se de que o que é visto através do visor é invariavelmente o que será reproduzido na fotografia final.

As fotografias tiradas com um espelho requerem que a definição de compensação da abertura na câmara seja alterada para +1 para permitir a entrada de mais luz.

As diferenças entre a definição 0 e +1 são pequenas, mas demonstram uma ligeira subexposição da fotografia quando são utilizados espelhos sem compensação[13] .

Na fotografia de diapositivos convencional, nunca confie no último diapositivo da película, uma vez que, durante o processamento, as extremidades das películas são unidas, o que pode resultar na exposição à luz, estragando assim o último fotograma.

Por isso, contente-se sempre com 36 fotografias por filme e rebobine nessa fase, em vez de tentar espremer mais 1 ou 2 impressões no filme.

Muitos dos erros acima mencionados podem ser ultrapassados com uma atenção meticulosa à técnica e à utilização da fotografia digital[13] .

Os erros de posicionamento e os erros da câmara são imediatamente detectados no ecrã LCD, o que constitui uma grande vantagem da fotografia digital.

Outros erros podem, por vezes, ser compensados através da manipulação da imagem numa data posterior, mas tal não é isento de desvantagens.

A rotação de imagens, por exemplo, conduzirá à distorção de linhas rectas e, consequentemente, a degraus nos arcos[13] .

O redimensionamento de imagens digitais é obviamente possível, mas a informação é desnecessariamente sacrificada se a área da moldura for desperdiçada pelo preenchimento de áreas sem interesse.

Alguns programas, como o DolphinTM , permitem a utilização de directrizes ao redimensionar as imagens, pelo que a ampliação consistente é quase garantida. Os princípios de utilização de retractores, espelhos e sucção são idênticos, quer utilize equipamento convencional ou digital.

Podem obter-se facilmente fotografias clínicas precisas e de boa qualidade utilizando o equipamento correto e pessoal com formação adequada. A consciencialização de todos os possíveis erros na fotografia clínica extra-oral e intra-oral aumentará as hipóteses de obter imagens de alta qualidade[13] .

FOTOGRAFIAS CLÍNICAS - O PADRÃO DE OURO

Para determinar o que poderia ser considerado o conjunto mínimo de dados para fotografias intra e extra-orais, foi realizado um inquérito sobre a utilização de fotografias clínicas. A Angle Society of Europe foi escolhida como a entidade a contactar para obter as suas opiniões sobre a fotografia clínica, devido ao seu compromisso com registos ortodônticos de elevada qualidade, bem como com cuidados de elevada qualidade. Este é um grupo de ortodontistas de 12 países europeus que se reúne anualmente para discutir todos os aspectos da ortodontia[16] .

Foi enviado um questionário em que se colocavam várias questões sobre a prática atual. Foram-lhe colocadas as seguintes questões:

□ Que fotografias intra-orais e extra-orais tira atualmente?

□ Quando é que estas fotografias são tiradas durante o tratamento?

□ Que membro do pessoal tira as fotografias?

□ Que suporte é utilizado para gravar as imagens?[16]

Necessidade de fotografias clínicas:

A partir dos resultados obtidos no estudo, foi possível construir um conjunto mínimo de dados para a fotografia ortodôntica[16] .

Estas são vistas extra-orais padrão que incluem:

□ Vista de rosto inteiro com os lábios em repouso

□ Sorriso de rosto inteiro

□ Vista de três quartos a sorrir

□ Vista de três quartos com os lábios em repouso

□ Vista de perfil lateral

Alguns tratamentos ortodônticos podem afetar dramaticamente a aparência do nosso paciente. Obviamente, a redução de um grande sobrejacto ou sobremordida pode melhorar muito o sorriso de um paciente, bem como melhorar a relação entre os tecidos moles dos lábios superior e inferior[16] .

A visão do rosto inteiro a sorrir também é importante porque é esta visão que talvez mais possa afetar como resultado das nossas ministrações.

No entanto, durante uma conversa social normal, tende-se a não envolver as pessoas numa conversa diretamente pela frente.

A visão que temos da maioria das pessoas tende a ser ligeiramente descentrada; mais próxima de uma visão a três quartos, pelo que esta visão é de particular interesse.

Se for tirada uma vista de três quartos com o doente a sorrir, pode ser muito útil para comparar o antes e o depois do tratamento.

O perfil do paciente também pode mudar durante o tratamento ortodôntico e, por isso, é muito útil ter vistas de perfil antes e depois do tratamento. Os aparelhos funcionais podem, às vezes, ter um efeito muito rápido no perfil, talvez introduzindo a competência labial após apenas alguns meses de tratamento. Repetir as vistas extra-orais após um curso bem sucedido de terapia com aparelhos funcionais é, portanto, muitas vezes útil[16] .

Vistas intra-orais padrão que incluem:
- A fotografia intra-oral frontal
- As vistas bucais direita e esquerda
- As vistas oclusais superior e inferior

A fotografia intra-oral frontal pormenoriza o aspeto dos dentes tal como é visto pelo paciente, pelos pais e pelo público em geral.

Obviamente, é muito importante ter uma fotografia de qualidade da vista intra-oral frontal. Isto documenta tanto a má oclusão original como a saúde dos tecidos duros e moles antes do tratamento.

As fotografias intra-orais vestibulares têm uma função muito útil, fornecendo pormenores sobre a má oclusão.

Deve ser dito ao paciente para se fechar em relação cêntrica para esta fotografia. Se for tirada perpendicularmente a uma tangente da arcada na zona dos pré-molares/molares, pode fornecer muita informação sobre a gravidade da má oclusão, a necessidade de tratamento, a dificuldade de qualquer tratamento proposto e a quantidade de ancoragem necessária.

As vistas oclusais superior e inferior podem ser utilizadas para avaliar as necessidades de espaço num determinado caso[16].

Na ausência de modelos de estudo, as fotografias podem ser utilizadas para efetuar uma análise detalhada e precisa do espaço. Isto permitirá determinar se serão necessárias extracções ou se serão necessárias técnicas de reforço de ancoragem.

Para obter fotografias oclusais de alta qualidade, que mostrem uma verdadeira vista de planta da arcada, devem ser utilizados espelhos oclusais[16].

Fotografias de tratamento intermédio:
Obviamente, há uma vantagem em ter um registo fotográfico de cada arcada que foi usada. Isso permite uma avaliação do progresso alcançado até aquele momento e, muitas vezes, do ponto de vista didático, as vantagens ou desvantagens de qualquer abordagem específica podem ser destacadas nessas fotografias intra-orais.

São também um registo inestimável do nível de higiene oral do paciente ao longo do tratamento, se o caso chegar a qualquer forma de litígio[16].

O PADRÃO-OURO

Nove imagens pré-tratamento e nove imagens pós-tratamento devem ser consideradas um mínimo absoluto para cada paciente ortodôntico.

Além disso, em qualquer paciente que se submeta a um tratamento completo com aparelhos fixos, devem ser tiradas fotografias dos aparelhos em cada mudança de arcada e em qualquer outra fase importante[16].

Prevê-se que um número máximo de 36 fotografias por doente seja considerado razoável para permitir a documentação fotográfica completa de um caso médio.

Se tiver cuidado durante o registo das imagens, é fornecida uma grande quantidade de informação sobre o caso, que se revelará um registo inestimável para informação do doente, para fins de ensino e, no caso improvável de litígio[16].

RADIOGRAFIA DIGITAL

Desde a sua introdução nos anos 80, a tecnologia digital tem-se tornado cada vez mais importante para a prática da ortodontia. Os computadores assumiram agora o papel de acompanhar o progresso do tratamento, marcar consultas, registar fotografias digitais e analisar filmes cefalométricos. Ao eliminar os registos em papel, abriram o caminho para um consultório ortodôntico sem papel[17] .

Com toda a tecnologia digital disponível hoje em dia, no entanto, os ortodontistas ainda dependem da película de halogeneto de prata para radiografias, como têm feito durante quase um século. Na última década, a tecnologia digital assumiu o controlo e está a tornar o sonho de um consultório ortodôntico sem papel uma realidade[17] .

Existem dois métodos principais de obtenção de radiografias digitais18

□ Digitalização direta

□ Digitalização indireta.

A digitalização direta pode ser feita através de dois métodos (Fig. 28)
□ Aquisição baseada em sensores (CCD e CMOS- APS)
□ Digitalização sónica/sensores de contacto.

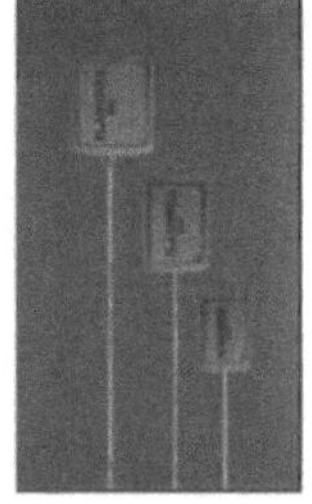
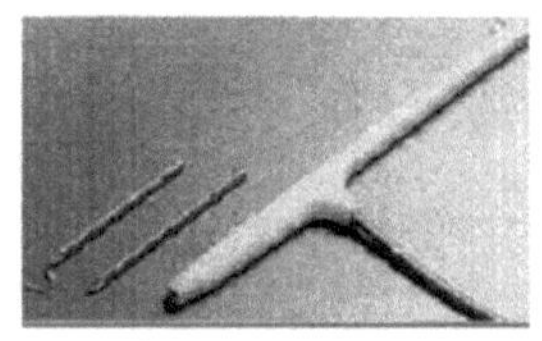

Fig.28

A digitalização indireta pode ser feita através de dois métodos

☐ Placa de fósforo fotoestimulável.

☐ Digitalização de uma película de radiografia convencional.

DIGITALIZAÇÃO DIRECTA:

1) AQUISIÇÃO BASEADA EM SENSORES:

Existem basicamente dois tipos de sensores utilizados[18]

☐ Sensores CCD (Charged couple device)

☐ CMOS -APS (semicondutor de óxido metálico complementar - sensor de píxeis activos)

SENSORES CCD:

São detectores de estado sólido compostos por uma matriz de pixels sensíveis à luz pura (picture elements) num clip de silício puro[17].

Foi introduzido pela primeira vez pelo Trophy em meados da década de 1980.

Princípio de utilização dos sensores:

A técnica básica é a captação do feixe de raios X pelo sensor e a sua conversão em fotões e depois em electrões antes da digitalização da imagem.

O feixe de raios X em/antes de entrar em contacto com o sensor é convertido em fotões (luz) através de um cintilador, depois uma camada de fibra ótica conduz o fotão para o CCD e pára o raio X (radiação)

Em seguida, a imagem passa pelo circuito eletrónico, que converte o sinal analógico em digital e este passa para o monitor, onde é apresentado como uma imagem digital[18] . Os sensores CMOS APS são muito superiores aos sensores CCD.

- ☐ Redução do custo - mais barato do que os sensores CCD
- ☐ Redução da utilização de energia - menor consumo de energia do que os sensores CCD.
- ☐ Sensores de longa duração.

Os sensores CCD têm algumas vantagens:

Têm a vantagem de uma menor exposição à radiação devido à sua maior sensibilidade e o seu preço global também é baixo.

Desvantagem em relação a outros sistemas digitais:

- ☐ Podem ser utilizados principalmente na placa de sensores intra-orais e não extra-orais devido ao tamanho da placa de sensores e, por conseguinte, o custo do sensor aumenta consideravelmente para radiografias extra-orais[19] .

- ☐ O sensor CCD não pode armazenar dados, pelo que tem de ser ligado ao computador através de um cabo (atualmente também existem cabos sem fios)

- □ É necessária a aquisição de uma nova unidade cefalométrica/pan porque não podem ser afinadas com unidades cefalométricas/pan mais antigas.

A dimensão dos sensores CCD - aquisição intra-oral

Atraso de visualização 1-4 seg

Espessura do sensor 4 mm

O diâmetro do cabo do sensor é de 3 mm.

Os vários fabricantes são

1. Planmecadimax

2. Sistema de vivendas

2) DIGITALIZAÇÃO SÓNICA / SENSORES DE CONTACTO:

Utiliza o princípio da análise e conversão das ondas de ultra-sons reflectidas em dados radiográficos e a captura simultânea de fotografias ou vídeos também é possível com esta técnica[18] .

Existem duas empresas principais -

- □ Sistema de imagiologia Dolphin - Digigraph

- □ Microscribe 3d -XL - esta é uma adição muito recente, na qual a digitalização de contactos 3-D também é possível.

DIGITALIZAÇÃO INDIRECTA:

1) PSP (tecnologia de fósforo fotoestimulável):

Desenvolvido inicialmente pela Fuji Corporation. O PSP consiste numa base de poliéster revestida com uma emulsão de halogenetos cristalinos que converte os raios X em energia armazenada.[19] (Fig. 29)

O que é a PSP?

As soluções PSP digitais eliminam a gama de películas tradicionais e a flexibilidade da película tradicional num formato digital A PSP converte facilmente os sistemas panorâmicos (cefalométricos) existentes em digitais.

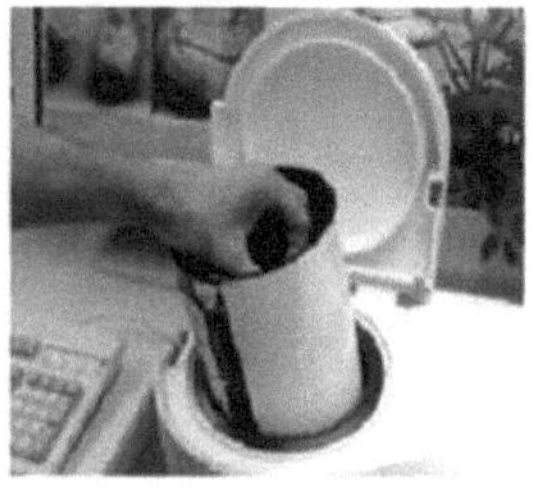 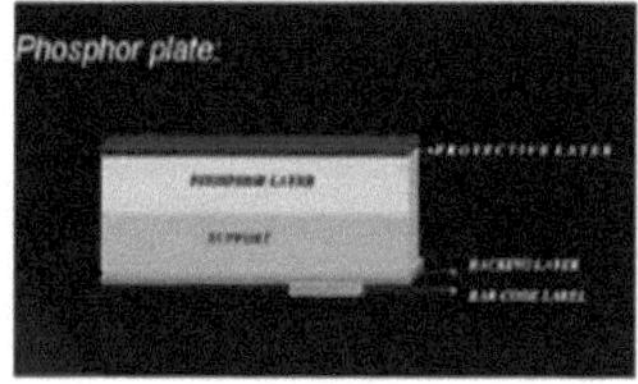

Indirect digitization –
psp and scanning of radiographs

Fig.29

Como é que funciona?

A PSP utiliza placas de imagem revestidas de fósforo reversível para captar as emissões de raios X (as placas de imagem são concebidas para corresponder ao tamanho da película tradicional). São placas PSP sem fios flexíveis e finas[19] .

As placas de imagiologia são processadas utilizando um dispositivo avançado de digitalização a laser que lê a imagem latente e a converte numa imagem digital de elevado diagnóstico.

A imagem digital é depois apresentada no computador para diagnóstico e planeamento do tratamento. As imagens são optimizadas utilizando vários programas informáticos.

Quais são as vantagens da PSP?

  □ Valor

  □ Tempo de processamento de imagem reduzido

  □ Facilidade de utilização

  □ Facilidade de integração

  □ Flexibilidade

  □ Envolvimento de baixo risco

Ex - Sistema radiográfico digital Denoptix[17]

2) DIGITALIZAÇÃO DE PELÍCULA RADIOGRÁFICA CONVENCIONAL:

Isto é feito através de dois métodos[19] -

* Utilizar os modos de digitalização
* Procedimento de digitalização

MESA DIGITALIZADORA:

Uma mesa digitalizadora ou digitalizador é uma mesa plana equipada com um cursor que converte pontos de coordenadas de raios X num gráfico em sinais electrónicos que significam a localização numérica das coordenadas cartesianas XY desses pontos num espaço geométrico (Fig. 30).

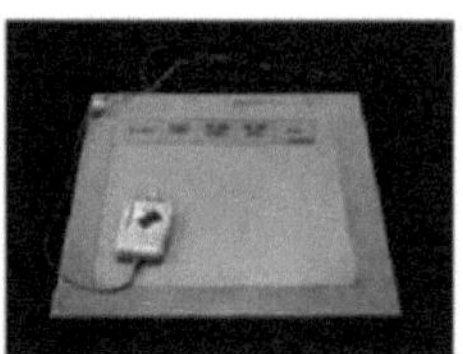

Digitizing tablet

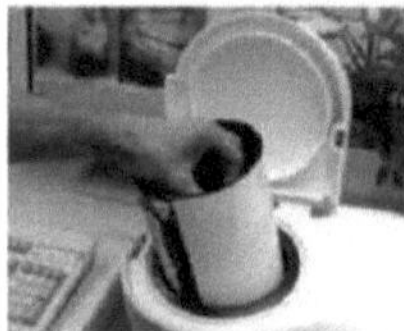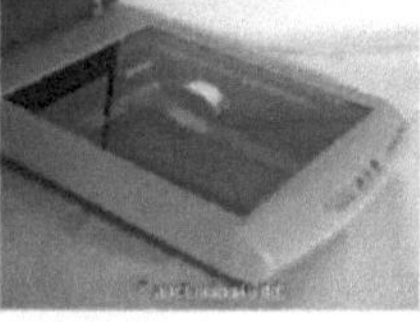

Scanners – drum and flat bed

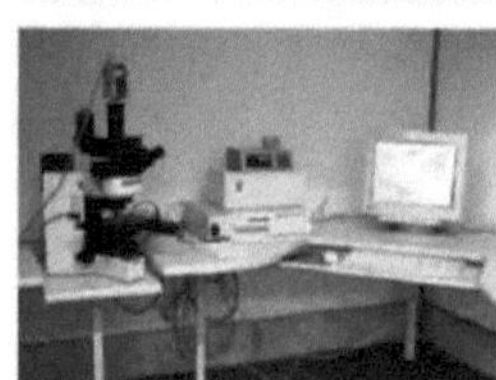

Video camera and frame grabber

Normalmente, isto é feito através da colocação de um dispositivo pontiagudo no local a converter e da transmissão deste local a um análogo elétrico, pelo que não é necessária a intervenção do médico nas coordenadas x-y, uma vez que os pontos de coordenadas são seleccionados em relação ao eixo previamente definido (0, 0) e os dados são introduzidos no PolyGram. Demora 30 a 60 segundos a digitalizar uma película lateral da cabeça. Em seguida, estes dados são introduzidos no computador. Uma vez que os dados são armazenados no computador na sua forma de coordenadas x-y, pode efetuar qualquer número de manipulações matemáticas para medir ângulos e pontos e estes podem ser comparados com padrões.

O conceito de informação digitalizada tem sido utilizado no estudo das arcadas dentárias, se a forma da arcada dentária for digitalizada pelas posições das coordenadas x-y das pontas das cúspides, então as medições de cada forma e largura da arcada são efectuadas automaticamente por um programa de computador.

É utilizado um cursor digitalizado, normalmente com finas linhas cruzadas, para localizar pontos de referência ou contornos radiográficos[19].

Os pares de coordenadas são transformados do digitalizador para o computador através de comunicação assíncrona em série e são registados e posteriormente utilizados para várias dimensões cefalométricas.

Dois parâmetros medem o desempenho do digitalizador-

- ☐ Resolução
- ☐ Exatidão.

Resolução:

Refere-se à distância mais pequena que pode ser resolvida pelo digitalizador e é da ordem das 1000 linhas por 40 polegadas ou 40 linhas/mm no tablet atual.

Exatidão:

Refere-se à posição com que um digitalizador pode registar medições espaciais e várias regiões da sua superfície e deve ser da ordem de +25 mm para aplicações cefalométricas.

VANTAGENS:

- ☐ Precisão - erro máximo de 0,1 mm ou 0,1 grau
- ☐ Simplicidade e eficiência

◻ Rapidez e preparação dos dados

◻ Disponibilidade de uma cópia em papel ou de uma impressão de registo permanente

◻ Método fiável

◻ Transmissão de imagens entre vários profissionais de saúde utilizando a tecnologia da Internet.

◻ Há também uma menor probabilidade de perda ou danificação das imagens e as imagens mantêm-se com a mesma qualidade, ao contrário das películas tradicionais, cuja qualidade se deteriora rapidamente.

DESVANTAGENS:

Existem dois tipos comuns de erros que são observados

◻ Convencional

◻ Erros de digitalização

Os erros convencionais incluem a ampliação das películas radiográficas, a variação das medições e dos registos e a identificação dos pontos de referência, que são considerados os maiores de todos os erros.

Os erros de digitalização incluem erros de identificação ou seleção incorrecta de pontos, bem como o movimento das películas da cabeça e a linearidade do digitalizador[19].

DOIS MODOS DE DIGITALIZAÇÃO:

1.   MODO DE PONTO

2.   MODO STREAM

1) Modo de ponto:

Refere-se à localização discreta de pontos de referência individuais. O utilizador localiza sequencialmente os pontos de referência numa ordem pré-determinada. Quando o cursor é colocado com precisão no ponto de referência, está disponível uma representação radiográfica visual, que é gerada através da conversão discreta dos pontos de referência em linhas ou curvas.

2) Digitalização em modo stream:

Refere-se a um processo pelo qual um fluxo de pares de coordenadas é transmitido pelo digitalizador, quando o botão do cursor é premido.

O fluxo de pontos é controlado por opções programáveis. Os pontos podem ser transmitidos a um número específico de coordenadas por segundo ou podem ser transmitidos depois de o cursor se ter deslocado uma distância mínima.

O modo de fluxo é normalmente utilizado para traçar manualmente contornos radiográficos. É formado um grande número de pontos que, quando unidos de forma simples ponto a ponto, fornecem uma representação do contorno da radiografia.

DIFERENÇAS:

- ☐ O modo de ponto fornece pontos de referência e contornos exactos.
- ☐ O modo de ponto consome mais tempo
- ☐ O modo de fluxo é mais sensível à técnica
- ☐ Outra vantagem do modo de ponto sobre o modo de fluxo é encontrada em aplicações de investigação cefalométrica. Se o ortodontista desejar alterar uma marca ao longo do tempo, deve saber a localização exacta da marca.
- ☐ Outra vantagem é que as radiografias digitalizadas em modo de ponto são armazenadas de forma mais eficiente.

SCANNERS:

Um método muito prometedor é a utilização de scanners de transparência.[20] (Fig. 31)

Dois tipos de scanners -

- Tambor
- Cama plana

Scanner de tambor:

A transparência é montada num tambor rotativo e é-lhe dirigido um feixe de luz finamente colimado. A quantidade de luz transmitida é medida por uma célula fotoeléctrica no interior do tambor.

Scanner de cama plana:

O scanner é capaz de obter imagens de alta resolução e intensidade. Num scanner de base plana, a transparência é colocada numa superfície plana transparente e a luz é transmitida através dela. A quantidade de luz transmitida é determinada por uma representação digital da posição e da intensidade.

Os scanners são capazes de digitalizar imagens de alta intensidade e alcance. Estas resoluções excedem largamente os nossos requisitos cefalométricos. Uma segunda imagem é apresentada num CRT a partir do qual os pontos de referência e os contornos são registados com um rato[20] .

O JPEG (Joint photographic experts group) desenvolveu uma norma de compressão de imagem.

VANTAGEM DA RADIOGRAFIA DIGITAL:

- Aquisição instantânea de imagens

- Facilitou o melhoramento e o arquivo de imagens
- Eliminação do processo de revelação de imagens sensível à técnica e partilha facilitada de imagens. Não necessita de químicos (processo de câmara escura)
- Manipulação de dados no computador
- Facilidade de integração com fotografias de pacientes e outros registos de pacientes
- Facilidade de armazenamento, recuperação e transmissão
- Mais rápido na análise e aquisição do que os métodos convencionais
- Alguns sistemas têm a vantagem de reduzir a dose de radiação[19].

DESVANTAGEM:
- Custo - o custo inicial é bastante elevado
- A digitalização pode incluir erros como o movimento da película da cabeça e a sequência incorrecta dos pontos digitalizados.

CEFALOMETRIA DIGITAL

Em 1922, Pacini descreveu um método bastante primitivo para a normalização da imagiologia radiográfica da cabeça. Recomendou o posicionamento do indivíduo a uma distância fixa de 2 m da fonte de raios X, com uma cassete de filme fixada à cabeça com um invólucro de ligaduras de gaze.

Quase uma década depois, em 1931, **Broadbent e Hoffrath** (Estados Unidos e Alemanha) publicaram simultaneamente seus próprios métodos de obtenção de radiografias laterais padronizadas da cabeça. Os seus métodos, publicados no Angle Orthodontist em 1937, introduziram o campo da cefalometria na comunidade ortodôntica[21].

A cefalometria é uma ferramenta vital em ortodontia para a avaliação do complexo craniofacial, determinação da morfologia e do crescimento, diagnóstico de anomalias, previsão de relações futuras, planeamento do tratamento e avaliação dos resultados do crescimento e dos efeitos do tratamento[22].

A cefalometria continua a ser o único método quantitativo que permite a investigação e o exame da relação espacial entre as estruturas cranianas e dentárias. O cefalograma lateral fornece informações sobre a morfologia do esqueleto, dos dentes e dos tecidos moles, bem como sobre a relação entre estas estruturas[23].

A utilização de cefalogramas laterais na investigação inclui -

- ☐ Quantificação dos parâmetros craniofaciais em indivíduos e populações de indivíduos.
- ☐ Distinguir o normal do anormal
- ☐ Comparação de amostras tratadas com controlos não tratados

□ Diferenciar as populações como homogéneas ou mistas e avaliar a mudança de padrão ao longo do tempo.

Desde o seu aparecimento em 1931, a cefalometria convencional tem-se mantido inalterada. A radiografia digital tem sido aceite na comunidade dentária, mas o seu elevado custo atrasou o seu progresso. Recentemente, com o desenvolvimento de radiografias económicas (extra-orais) e o aumento da utilização de computadores em ortodontia, as imagens cefalométricas digitais tornaram-se uma opção viável.

A mudança de paradigma está a ocorrer na ortodontia, passando da amplamente aceite cefalometria baseada em película para a cefalometria digital. A metodologia e as várias técnicas para o desenvolvimento de cefalogramas digitais são o mesmo procedimento descrito anteriormente para a radiografia digital, pelo que, para aceitar esta descrição científica, estão a ser realizados vários estudos para aceitar a fiabilidade destes cefalogramas digitais[23] .

Rudolph et al compararam a fiabilidade das radiografias cefalométricas digitais e convencionais em termos de erro de identificação de pontos de referência[24] .

Concluíram uma reprodutibilidade e precisão semelhantes na identificação de pontos de referência utilizando filmes cefalométricos laterais directos digitais e convencionais[26] .

Mark et al compararam cefalogramas convencionais e digitais utilizando várias medições. Consideraram principalmente 10 medições angulares e 5 medições lineares.

Concluíram que existem diferenças clinicamente insignificantes entre os dois métodos.

Heikovesser et al. estudaram e compararam a exposição e a dose de radiação entre a cefalometria convencional e a cefalometria digital.

Concluíram que a radiografia cefalométrica digital reduz a dose de radiação para metade em comparação com a técnica convencional de película de ecrã e que a cefalometria digital é mais vantajosa do que a cefalometria convencional nessa perspetiva.

Jiakuingliu et al estudaram a precisão da identificação computorizada de pontos de referência utilizando várias medições angulares e lineares

Concluíram que a identificação computorizada de determinados pontos de referência é questionável e que são necessários mais estudos para confirmar a sua exatidão.

Geelen et al estudaram a reprodutibilidade dos pontos cefalométricos em película convencional, cópia impressa e imagens visualizadas no monitor, obtidas por uma técnica de armazenamento de fósforo. Concluíram que não havia diferença clinicamente significativa na identificação dos pontos de referência entre os vários métodos[25] .

Chen et al compararam a identificação de pontos cefalométricos em cópias impressas e em papel de cefalometrias digitais directas adquiridas por um sistema de armazenamento de imagens de fósforo[22] .

Concluíram que este sistema podia produzir o mesmo nível de precisão de identificação tanto em cópia impressa como em cópia digital, exceto para alguns pontos de referência.

O médico tem à sua disposição uma infinidade de programas informáticos à sua escolha

□ Vistadent

□ Golfinho

□ Céfalo rápido

□ Planeador dento-facial

□ Software Vixwin

□ Drceph

□ Plano ortopédico

□ Ceph x

□ Ortoviewceph

Os factores a ter em conta antes de comprar software são

□ Facilidade de integração das fotografias e dos modelos de estudo

□ Sistema baseado em Windows disponível

□ Compatibilidade DICOM

□ Deve ser possível efetuar uma análise lateral e posterioanterior

SOFTWARES DESENVOLVIDOS NA ÍNDIA

DIGICEPH

□ Método de análise e sobreposição de digitalização computorizada

□ 13 análise cefalométrica

☐ Desenvolvido pelo Centro de Engenharia Bio-Médica, IIT Delhi e pelo Departamento de Cirurgia Dentária AIIMS.

O QUE É DICOM?

Imagem digital e comunicações em medicina

O Colégio Americano de Radiologia (ACR) e a Associação Nacional de Fabricantes de Material Elétrico (NEMA) formaram um comité conjunto para criar um método normalizado de transmissão de imagens médicas e das informações que lhes estão associadas.

A DICOM definiu informações normalizadas não só para imagens, mas também para doentes, estudantes, relatórios e outros agrupamentos de dados.

Com as melhorias introduzidas no DICOM (versão 3.0), surgiu o desenvolvimento e a expansão do sistema de arquivo e comunicação de imagens e dos seus sistemas de informação médica de interface.

Imagiologia facial 3-D

A procura de um registo e representação precisos dos traços faciais humanos é uma arte antiga, não só na história e na arte, mas também na ortodontia[27].

No início do século XX, Calvin Case fez experiências com moldes de gesso do rosto e Von Loon com modelos de gesso do perfil facial do paciente. A visualização tridimensional da aparência e da estética faciais é de extrema importância para os pacientes, mas a documentação e a análise actuais das características e da estética faciais continuam a ser feitas com recurso a fotografias bidimensionais.

A imagiologia facial 3-D é um domínio complexo e multifacetado que está agora a entrar na aplicação clínica corrente[27] . Há dois aspectos básicos da imagiologia 3-D -

IMAGENS FACIAIS EM 3D

Antecedentes, conceitos gerais e técnicas disponíveis para aplicação clínica do registo da morfologia craniofacial externa em três dimensões[28] .

IMAGIOLOGIA DENTÁRIA 3-D

Técnica de imagiologia das arcadas dentárias e suas possíveis utilizações no diagnóstico e planeamento do tratamento ortodôntico[29] .

A imagiologia 3-D evoluiu muito nas últimas duas décadas e encontrou aplicação na Ortodontia, bem como na Cirurgia Oral e Maxilofacial.

Na imagiologia médica 3-D, é recolhido um conjunto de dados anatómicos utilizando equipamento de diagnóstico por imagem. Estes dados são depois processados por um computador e apresentados num monitor 2D para dar uma ilusão de profundidade. A perceção da profundidade faz com que esta imagem apareça em 3D[28] .

A aplicação da imagiologia 3-D inclui[2] 1-
- Avaliação pré e pós-ortodôntica das relações dentárias e esqueléticas e da estética facial.
- Auditoria dos resultados ortodônticos no que respeita aos tecidos moles e duros.
- Planeamento de tratamento 3-D
- Simulação 3-D de tecidos moles e duros

☐ Arcos personalizados 3-D

☐ Arquivamento do planeamento facial, esquelético e dentário em 3D para registos de tratamento

☐ A investigação e os objectivos médico-legais são também alguns dos benefícios dos modelos 3D em ortodontia.

ANTECEDENTES HISTÓRICOS:

☐ Desde a introdução do Cefalostato, Broadbent sublinhou a importância de coordenar as películas cefalométricas laterais e antero-posteriores para chegar a uma definição sem distorções da forma esquelética craniofacial[28].

☐ Os primeiros relatórios de aplicação do método foram elaborados por Singh e Savara sobre a análise 3D das alterações do crescimento maxilar em raparigas. Desde então, os programas informáticos foram desenvolvidos a partir de imagens de cefalogramas digitais, eliminando a necessidade de traçar à mão e de tablets de digitalização x-y baseados em rato.

☐ A estereofotogrametria evoluiu a partir de técnicas fotogramétricas antigas para fornecer uma avaliação mais abrangente e precisa do objeto capturado. Esta técnica utiliza um ou mais pares de vistas convergentes para construir uma perceção 3-D que pode ser vista de qualquer perspetiva ou direção[28].

☐ **Thalman e Degan** relataram a utilização mais antiga da estereofotogrametria clínica em 1944, que registou a alteração da morfologia facial produzida pelo tratamento ortodôntico.

☐ Com os avanços da tecnologia informática, surgiu uma nova geração de técnicas estereofotogramétricas computorizadas que tornam o processo de captação e construção mais rápido, mais simples e mais preciso.

☐ Desde então, a imagiologia 3-D tornou-se uma disciplina própria que lida com várias formas de visualização, manipulação e análise de estruturas médicas multidimensionais.

□ Antes de explorar as técnicas disponíveis, é importante compreender alguns dos princípios e da terminologia da medicina28.

Nas imagens 2-D tradicionais, existem dois eixos (o eixo vertical e o eixo horizontal), enquanto o sistema de coordenadas nas imagens 3-D consiste no eixo X (ou dimensão transversal), no eixo Y (dimensão vertical) e no eixo Z (eixo de profundidade antero-posterior).

O sistema de coordenadas X, Y e Z define um espaço no qual os dados multidimensionais são representados e este espaço é designado por espaço 3D, (Fig. 33).

PROCEDIMENTO DE IMAGIOLOGIA 3D (OS MODELOS SÃO DESENVOLVIDOS EM VÁRIAS ETAPAS)

Modelação: A primeira etapa da modelação utiliza a matemática para descrever as propriedades físicas de um objeto. O objeto modelado pode ser visto como uma estrutura de arame (malha poligonal). Esta malha é normalmente composta por triângulos ou polígonos e é utilizada como um modo de visualização. Uma parte do processo de modelação consiste em adicionar uma superfície ao objeto, colocando uma camada de pixéis, o que se designa por mapeamento de imagens ou de texturas[28] .

Sombreamento e iluminação: O segundo passo é adicionar algum sombreamento e iluminação, o que confere algum realismo ao objeto 3D.

Renderização: A terceira etapa é designada por renderização, na qual o computador converte os dados anatómicos recolhidos do paciente num objeto 3D realista, visualizado no ecrã do computador[28] .

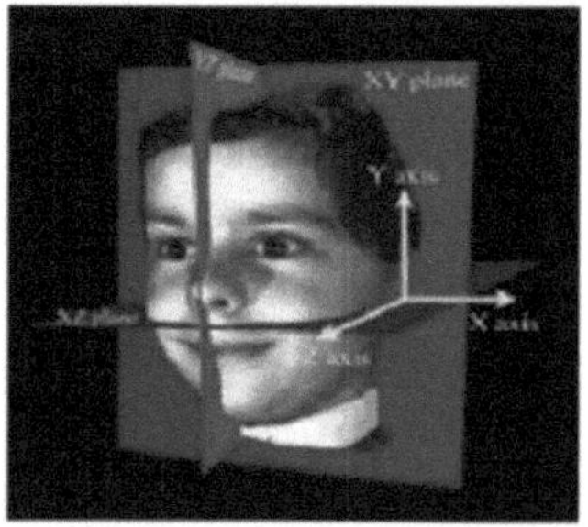

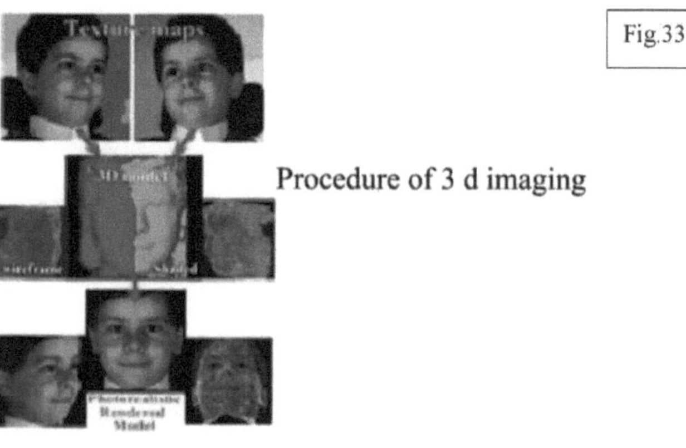

Procedure of 3 d imaging

Fig.33

Udupa e Herman28Classificaram as abordagens em imagens 3-D em 3 tipos:

Imagens de corte: Um conjunto de dados axiais de TC para produzir imagens reconstruídas em 2-D

Imagem Projectiva: Varrimento laser de superfície para produzir o que é considerado um modo de visualização 2,5D.

Imagiologia de volume: Técnicas de holografia ou de espelhos varifocais.

A imagiologia projectiva é a abordagem de imagiologia 3D mais popular, mas não proporciona um verdadeiro modo de visualização 3-D semelhante ao que é oferecido pela abordagem de imagiologia de volume.

Para medir objectos digitalizados em 3D, existem duas análises geométricas principais[28] -

☐ Medição ortogonal

☐ Medição por triangulação.

- A medição ortogonal significa que o objeto é cortado em camadas. As dimensões x e y são medidas diretamente na superfície do corte e a dimensão 2 é medida através da contagem do número de cortes na área de interesse.

- A medição por triangulação é análoga à geometria da visão estereoscópica dos mamíferos. Duas imagens do objeto são captadas a partir de duas vistas diferentes, simultaneamente ou em rápida sucessão.

Por exemplo, a estereofotogrametria depende deste método de medição, assim como os sistemas de raios X estéreo bi-planares e co-planares[28] .

IMAGENS FACIAIS EM 3D

As técnicas e os sistemas 3D mais comuns são[28] :-

☐ Cefalometria 3D

☐ Tomografia computorizada 3D

☐ Digitalização a laser 3D

☐ Topografia Moiré

□ Técnica de luz estruturada

□ Estereofotogrametria

□ Morfometria facial 3D.

CEFALOMETRIA 3D:

Apesar de várias melhorias na investigação da cefalometria 3D -

Esta técnica tem vários inconvenientes-

□ Com o armamento mais avançado necessário, esta técnica é morosa

□ Expõe os pacientes à radiação.

□ Não define os tecidos moles

□ Existe dificuldade em relacionar com exatidão os mesmos pontos de
referência em duas radiografias, especialmente na técnica biplanar[28] .

DIGITALIZAÇÃO LASER 3D:

É uma técnica menos invasiva para capturar o rosto para planeamento ou
para avaliar os resultados do tratamento.

No entanto, este método apresenta várias lacunas

□ Lentidão do método, o que torna provável a distorção da imagem
digitalizada.

□ Questão de segurança da exposição dos olhos ao raio laser, especialmente
em crianças em crescimento.

□ Incapacidade de captar a textura dos tecidos moles, o que resulta em
dificuldades na identificação de pontos de referência que dependem das
cores da superfície.

□ Mesmo com a nova abordagem laser de luz branca que capta as texturas
dos tecidos moles, os problemas ainda persistem[28] .

TOPOGRAFIA DE MOIRÉ:

A topografia de Moire fornece informação 3D baseada em franjas de contorno e intervalos de franjas. Esta técnica é difícil de utilizar se a superfície tiver características acentuadas. Por outro lado, podem ser encontrados ou obtidos melhores resultados em faces com contornos suaves. No entanto, é necessário ter muito cuidado durante o posicionamento da cabeça, uma vez que uma pequena alteração na posição da cabeça provoca uma grande alteração na posição das franjas.

Um sistema de medição facial 3D foi proposto por Motoyoshi, mas este sistema não capta as texturas faciais e a subsequente identificação dos pontos de referência é difícil[28] .

TÉCNICA DE LUZ ESTRUTURADA:

Nesta técnica, a luz é utilizada para iluminar a cena e é necessária apenas uma imagem, em comparação com as duas imagens que são necessárias na estereofotogrametria. A posição dos pontos de iluminação na imagem captada é comparada com a sua posição no plano de projeção da luz, o que fornece a informação necessária para extrair as coordenadas 3D do objeto fotografado.

No entanto, para obter módulos de alta densidade, o rosto tem de ser iluminado várias vezes com luz. Isto aumenta o tempo de captura e a probabilidade de alterações na posição da cabeça (movimento da cabeça).

Além disso, uma câmara não permite obter um modelo facial de 1800 (orelha a orelha), o que exige a utilização de várias câmaras a rodar em torno do objeto num eixo de rotação, o que é pouco prático e, por conseguinte, constitui uma limitação desta técnica e da sua aplicação.

Telchesterpaisan e Karoda[28] utilizaram dois projectores LCD, um CCD e um computador para produzir imagens faciais em 3D que podem ser rodadas ou movidas em qualquer direção. Este sistema necessita de 2 segundos para captar uma imagem e, por conseguinte, existe ainda a possibilidade de movimento da cabeça.

Curry et al[21] relataram outra variante desta técnica. Este sistema é composto por duas câmaras e um projetor. Um padrão de luz com código de cores é projetado no rosto antes de cada imagem ser adquirida. A deslocação do padrão permite que o software complete um modelo 3D preciso. Uma outra imagem é adquirida sem qualquer padrão de luz que a acompanhe, para ser utilizada para o mapeamento da textura. São necessárias três aquisições (uma frontal e duas oblíquas) para cobrir todo o rosto. Numa etapa posterior, as três imagens são unidas utilizando software específico. Os mapas faciais 3D produzidos são integrados com outros mapas 3D esqueléticos e dentários[28] .

ESTEREOFOTOGRAMETRIA:

Trata-se de uma técnica especial em que duas câmaras configuradas como um par estéreo são utilizadas para recuperar a distância 3D das características na superfície do rosto através de triangulação. Esta técnica tem sido aplicada clinicamente através da utilização de uma câmara estereométrica portátil ligada opticamente a um simples instrumento de plotagem. A incorporação de tecnologia recente em ciências informáticas no domínio da estereofotogrametria deu-lhe a capacidade de produzir algoritmos complexos para converter fotografias simples em medições 3D de alterações faciais.

Ras et al demonstraram um sistema estereofotogramétrico que fornece as coordenadas 3D de quaisquer pontos de referência faciais seleccionados. Assim, podem ser calculadas medidas lineares e angulares para repor quaisquer alterações na morfologia facial. Este sistema consiste em duas câmaras semi-métricas sincronizadas montadas numa estrutura com uma diferença de 50 cm entre elas e posicionadas de forma convergente com um ângulo de 150.

O sistema de imagiologia C3D foi desenvolvido como resultado da calibração entre a escola de medicina dentária da Universidade de Glasgow e o Instituto de Torneamento. O C3D baseia-se na utilização de câmaras digitais estéreo e de iluminação texturizada especial com um tempo de captura de 50 mili segundos e é suficientemente económico para ser utilizado na rotina clínica diária.

O C3D capta a aparência natural da superfície da pele do doente e cobre esta textura da pele sobre o modelo 3D capturado do rosto. Assim, o C3D oferece ao médico um modelo 3D realista da cabeça do doente que pode ser rodado, ampliado e medido em 3D, conforme necessário para o diagnóstico, o planeamento do tratamento e a análise dos resultados cirúrgicos.

O sistema foi validado e a sua exatidão foi comunicada como sendo inferior a 0,5 mm[28] .

3DFM (MORFOMETRIA FACIAL):

Embora este não seja um verdadeiro sistema de imagem, utiliza duas câmaras CCD que captam o objeto. Possui hardware em tempo real para o reconhecimento de pontos de referência e software para a construção 3D das coordenadas X, Y e Z dos pontos de referência relativamente ao sistema de referência.

Os pontos de referência são localizados no rosto e depois cobertos com marcadores reflectores hemisféricos de 2 mm.

É utilizado um estroboscópio de infravermelhos para iluminar os marcadores reflectores. A aquisição em dois lados é normalmente necessária para captar toda a face[28] .
Este sistema tem alguns inconvenientes

- A colocação dos pontos de referência do rosto consome muito tempo.
- A reprodutibilidade da identificação dos pontos de referência é questionável.
- A mudança de expressão facial entre as duas sessões de aquisição aumenta a magnitude do erro. Não é possível produzir modelos realistas para mostrar a aparência natural dos tecidos moles do rosto. Como resultado, este sistema não pode ser utilizado como ferramenta de planeamento de tratamento 3D ou como meio de comunicação com pacientes ortodônticos ou de cirurgia ortognática[28] .

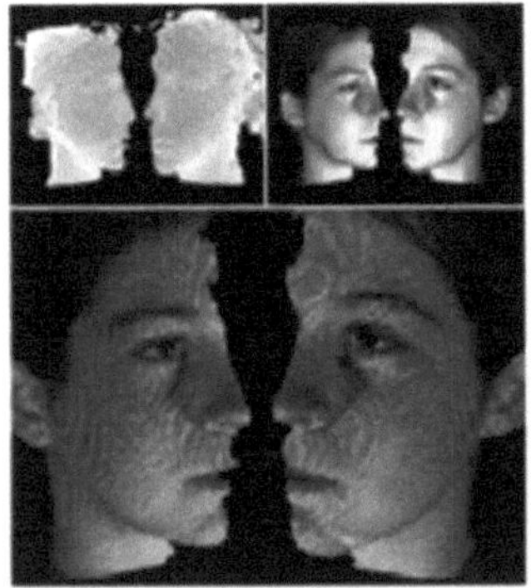

C3D imaging system

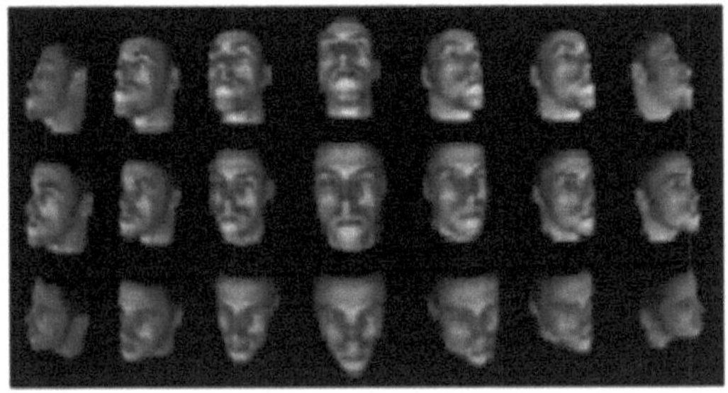

Application of 3 d imaging - Subjective outcome
of deformities, 3D models are a valuable
media for locating the source of deformity and
its magnitude.

Fig.34

APLICAÇÃO DA IMAGEM 3D DO ROSTO (Fig. 34):

☐ Avaliação da deformidade facial e do resultado da correção cirúrgica
e/ou ortodôntica

- Para a avaliação subjectiva das deformidades, os modelos 3D são muito importantes para localizar a origem e a magnitude da deformidade. Embora a dimensão para o diagnóstico de leitura seja toda em 3D, têm sido habitualmente utilizados registos em 2D.

- Os modelos 3D fornecem informações consideráveis em todas as dimensões, sem necessidade de recordar o doente ou de estar limitado pelo tempo de avaliação clínica[28].

- A avaliação do resultado também pode ser efectuada facilmente através da comparação virtual de modelos pré-tratamento e pós-tratamento colocados lado a lado. Para a avaliação objetiva da morfologia facial e das alterações faciais após intervenção ortodôntica e/ou cirúrgica, foram propostos diferentes métodos e análises[28].

- Sobreposição baseada em pontos de referência de dois modelos 3D utilizando pontos de referência estáveis e facilmente identificáveis no rosto para calcular a deslocação de outros pontos de referência faciais.

- A tomografia computorizada tem sido utilizada para avaliar os resultados cirúrgicos e os rácios de deslocação dos tecidos moles e duros na cirurgia ortognática.

- A digitalização ótica a laser tem sido utilizada para avaliar as alterações dos tecidos moles faciais após o tratamento com aparelhos funcionais, após tratamento ortodôntico com e sem extração, após cirurgia ortognática e em doentes com fenda labial e palatina[21].

- A estereofotogrametria foi utilizada para avaliar o resultado do tratamento com blocos duplos e correções cirúrgicas ortodônticas combinadas de pacientes classe II e III.

Os resultados das alterações faciais têm sido relatados de diferentes formas -[28]

- ◻ Deslocação de referência
- ◻ Distâncias e ângulos entre pontos de referência.
- ◻ Mapas a cores
- ◻ Alterações volumétricas

IMAGIOLOGIA DENTÁRIA 3D:

Explora as diferentes técnicas de imagiologia 3D dos dentes, bem como os esforços recentes para criar um paciente ortodôntico virtual, utilizando dados de tecidos moles e duros[29] , (Fig. 35).

Digitalização a laser 3D:

O varrimento intra-oral a laser pode ser difícil devido à possibilidade de movimento do doente durante o varrimento.

Existe também uma grande preocupação em termos de segurança relativamente à digitalização intra-oral a laser[22] . Por outro lado, a digitalização a laser de moldes de estudo tem muitas vantagens sobre outras técnicas de digitalização, apesar do tempo necessário para a aquisição de imagens.

É óbvio que o tempo de exposição não é um problema neste tipo de fotografia. O problema aqui não é de textura, mas de rebaixamento, que não pode ser captado por digitalização 3600. Uma vez obtido o modelo, o operador pode guardá-lo em qualquer formato para produzir um modelo 3D[29] .

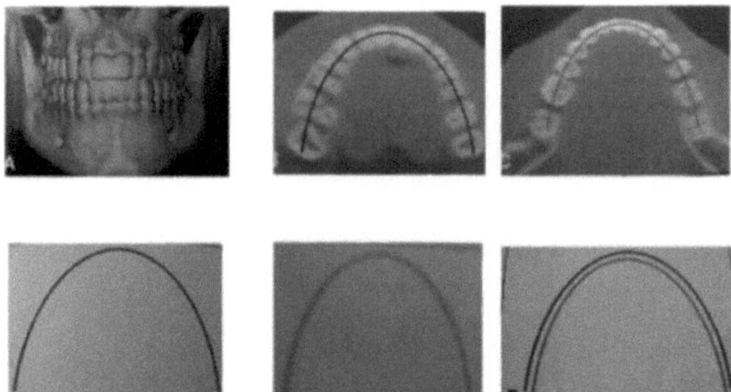

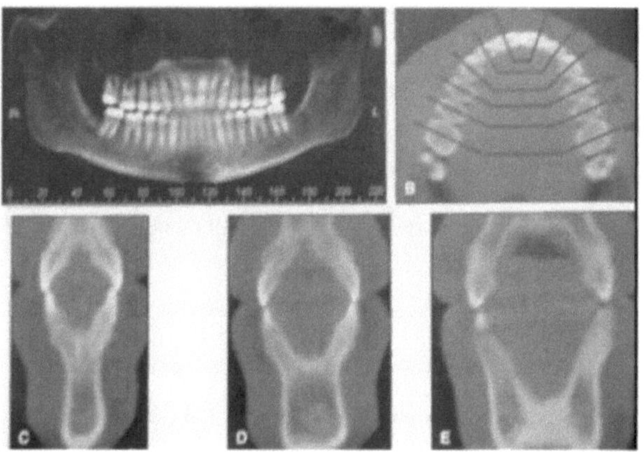

Fig.35

Aplicação da imagiologia 3D dos dentes:

Arquivar modelos de estudo[29] :

Tal como foi discutido em pormenor anteriormente, podem ser produzidos modelos de estudo digitais que são muito vantajosos em comparação com os modelos de estudo convencionais.

Vários softwares como o Orthocad e o Geodigm podem ser utilizados para manipular estes modelos e para o diagnóstico e planeamento do tratamento.

Paciente ortodôntico virtual:

O sonho final da imagiologia e modelação 3D é conseguir um paciente ortodôntico virtual, onde possamos ver o osso, os dentes e a carne em três dimensões. Se isto puder ser conseguido de forma precisa, permitirá a recolha de dados consideráveis e a realização de uma variedade de análises de tecidos moles.

Permitirá também uma melhor compreensão do movimento dentário, da biomecânica, das correcções da cirurgia ortopédica e ortognática[29] .

Vários investigadores tentaram desenvolver novas técnicas e métodos de imagiologia 3D com diferentes graus de sucesso

Algumas das técnicas são descritas a seguir.

Apesar das desvantagens da tomografia computorizada, têm sido feitas tentativas para combinar informações 3D sobre os tecidos duros do esqueleto derivadas da tomografia computorizada com outras informações 3D sobre os tecidos dentários e/ou moles obtidas por técnicas de visão ou de digitalização a laser.

Recentemente, Xia et al desenvolveram um sistema para reconstruir modelos 3D de tecidos moles e duros para cortes sequenciais de TAC utilizando uma técnica de renderização de superfícies seguida da extração de características faciais de tecidos moles 3D. Três retratos coloridos digitalizados foram mapeados por textura numa malha 3D[29] .

Embora esta técnica tenha sido interessante para mostrar a importância dos detalhes a cores dos rostos dos doentes no resultado final, o processo de construção não foi avaliado nem foi calculado o potencial erro da alteração da expressão facial durante os dados.

Uma combinação de mapas esqueléticos de TC 3D com modelos de estudo baseados em laser 3D foi tentada por Nishi e Terai, mas foram registados erros significativos no posicionamento e esta técnica foi descontinuada.

Outros investigadores tentaram combinar dados esqueléticos em 3D baseados em cefalogramas com modelos dentários digitalizados a laser em 3D, de modo a ultrapassar os problemas associados aos dados esqueléticos da TC. No entanto, esta técnica não pode ser utilizada para a produção de alterações nos tecidos moles após o tratamento, o que minimiza a sua aplicação[29] .

Chen e Chen utilizaram dados cefalométricos 3D em conjunto com dados 3D dos tecidos moles faciais derivados da digitalização a laser para criar um sistema de simulação 3D assistido por computador para planear procedimentos cirúrgicos e prever alterações pós-operatórias em pacientes de cirurgia ortognática.

Um dos principais objectivos do laboratório de instrumentos de investigação craniofacial da Faculdade de Medicina Dentária da Universidade do Pacífico foi o desenvolvimento de um software de instrumentação e de um procedimento para a criação de um modelo de dados craniofaciais 3D intra-orais precisos.

Para efeitos de sobreposição, elaboraram a necessidade de pontos de ligação, que são pontos de referência, colocados em áreas específicas antes da imagiologia. As características anatómicas localizadas numa imagem de raios X estéreo funcionam como uma estrutura na qual os dados de outras fontes (moldes de estudo 3D, modelos) são pendurados[29] .

Os modelos faciais 3D são adquiridos utilizando uma técnica de luz estruturada, enquanto os modelos de estudo 3D são construídos utilizando a digitalização laser destrutiva.

Khambay et al29 propuseram um novo método de combinação e mapeamento das texturas faciais do doente (com base na estereofotogrametria) em dados do esqueleto e dos tecidos moles da TC em espiral 3D. No entanto, esta técnica ainda se encontra em fase experimental e apresenta um erro de 1,25 mm no resultado final, que obviamente precisa de ser reduzido[29] .

Atualmente, a maioria dos sistemas de imagiologia 3D obtém múltiplas vistas da face (frontal, lateral, direita e esquerda), que são unidas manualmente para produzir uma vista composta. Isto requer tempo e esforço significativos de pós-processamento.

Um desses sistemas disponíveis é o processo Sure Smile.

Os recentes avanços na gestão informática, imagens 3D da dentição, manipulação de dados 3D complexos e robótica resultaram numa nova abordagem ao tratamento[30] .

Uma prática centrada no doente é aquela que presta cuidados de elevada qualidade com um mínimo de desconforto para o doente, de exigência de conformidade e de tempo na cadeira e que conclui o tratamento a tempo e no mais curto espaço de tempo possível[31] .

BENEFÍCIOS DE UM SORRISO SEGURO:

- Reduzir os erros de tratamento resultantes da gestão dos aparelhos.

- Fornece captura de imagens, visualização 3D de ferramentas para diagnóstico, monitorização e comunicação com o paciente, juntamente com aparelhos de precisão que podem ajudar o ortodontista a prestar cuidados verdadeiramente personalizados numa prática orientada para o paciente[31] .

PROCEDIMENTOS CLÍNICOS:

O processo começa com uma digitalização 3D da dentição do doente utilizando o oro-scanner (oro matrix), um scanner portátil (Fig. 36), que capta imagens in vivo em tempo real da dentição[30] .

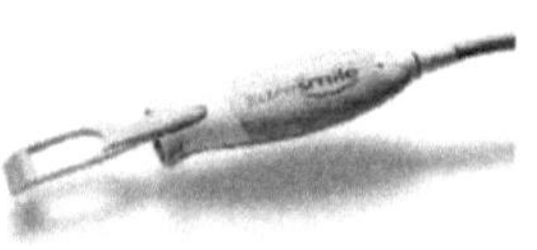

Oro scanner

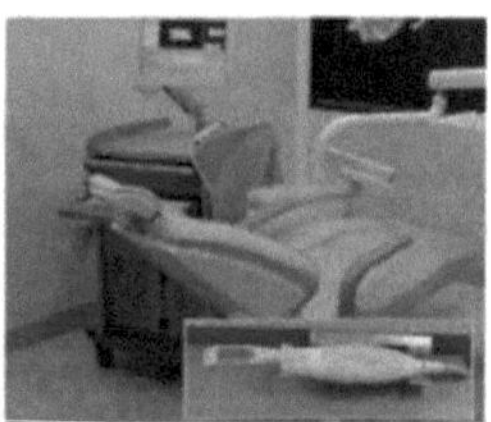

Mobile smile care cart

Fig.36

A dentição é preparada para a digitalização através da aplicação de uma película branca fina, semelhante a um spray de pontos de articulação. Utiliza luz branca estruturada para gerar imagens em rápida sucessão, projectando uma grelha com um padrão preciso sobre os dentes. À medida que o scanner manual é passado sobre a dentição, as imagens reflectidas da dentição e as imagens reflectidas da grelha distorcida são registadas com uma câmara de vídeo incorporada na pega do scanner [30,31]

O scanner é passado sobre a dentição num movimento de balanço para permitir a visualização de todas as superfícies dentárias, incluindo as áreas de rebaixamento.

O processo completo demora cerca de 1 ½ minutos por arcada. A imagem é independente da referência, o que significa que o processo de captação da imagem não é afetado pelo movimento do paciente ou do scanner[30.]

O scanner é colocado num quadro móvel de sorriso de cuidados (Fig. 36) que se desloca de cadeira em cadeira.

Durante a fase de digitalização, as imagens múltiplas e sobrepostas passam para o computador. Com técnicas sofisticadas de registo e gestão de dados, as imagens são processadas e é criado um modelo informático. Os dentes são então comparados com os dentes de uma biblioteca de morfologia dentária. Os espaços vazios de informação na digitalização são preenchidos com dados da biblioteca para aperfeiçoar ainda mais os modelos.

É tirada uma ecografia orográfica completa, que é integrada com fotografias e raios X convencionais e introduzida na ficha eletrónica do doente[30,31,] (Fig. 37).

Uma vez concluído o processo, os dentes podem ser movidos como objectos independentes em 3 dimensões com controlos de software (Fig. 37).

O software baseado no Windows permite ao operador diagnosticar e planear o tratamento e simular os resultados[30] .

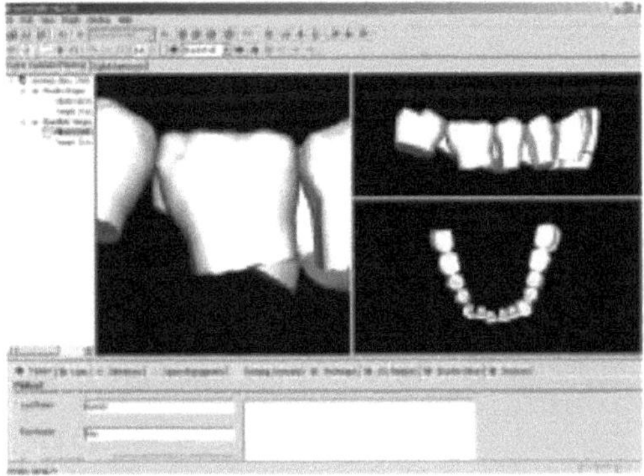

A full oral scan is taken and integrated with
the conventional; photographs and x rays and
entered into the electronic patients record.

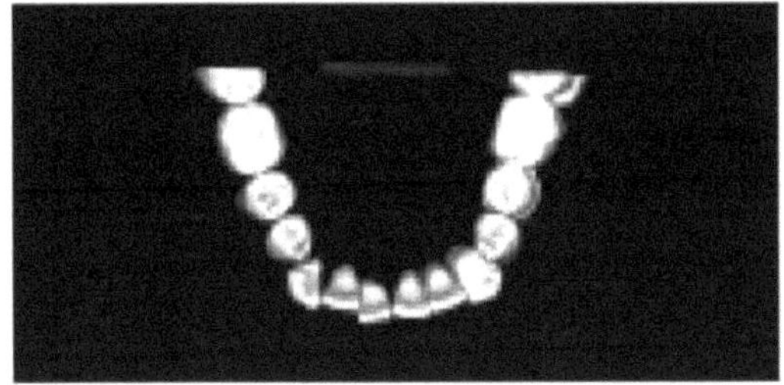

Once the process is complete the teeth can be
moved in 3 dimensions with the software controls.

Fig.37

Os vários procedimentos que podem ser efectuados são[30] -

- A visualização 3D de modelos como vistas frontais, laterais, posteriores

  ou oclusais ou diferentes percepções é possível utilizando ferramentas de navegação, (Fig. 38).

☐ Os dentes também podem ser visualizados em arcadas individuais (Fig. 38).

☐ O operador pode diagnosticar e planear o tratamento com ferramentas para medir as dimensões dos dentes e da arcada e as formas simétricas e assimétricas da arcada (Fig. 39).

☐ Também está disponível um corte transversal coronal, como uma TAC 3D, para avaliar a relação de 3ª ordem[32] (Fig. 39).

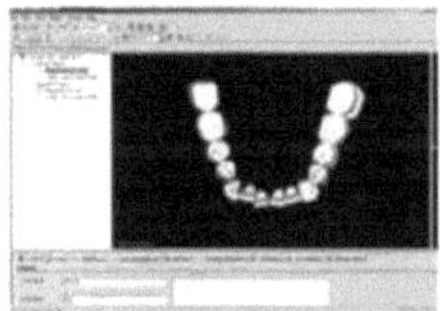 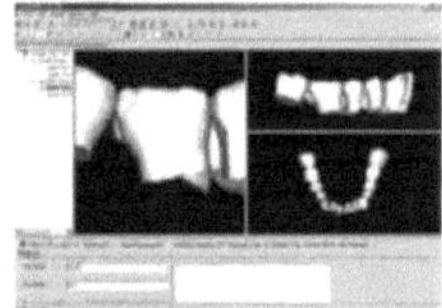

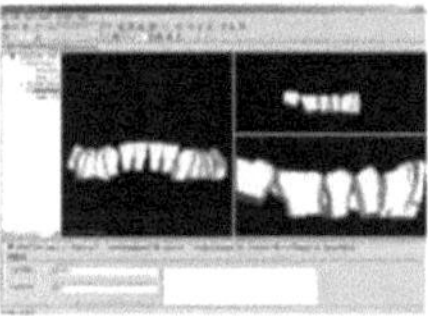

3D viewing of the model like frontal, lateral, posterior or occlussal views or different perspective using navigation tools.

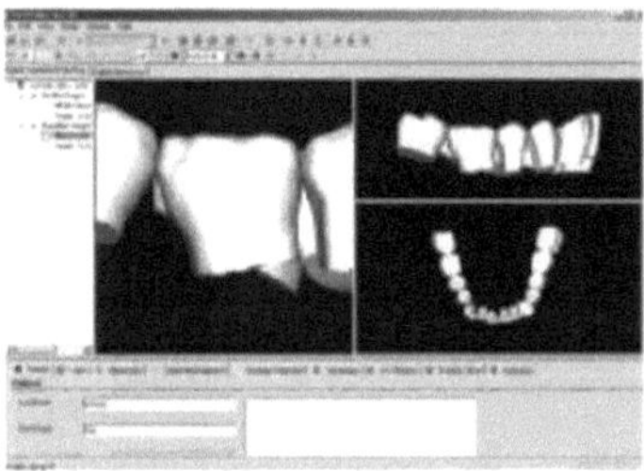

The teeth can also be viewed as individual arches.

Fig.38

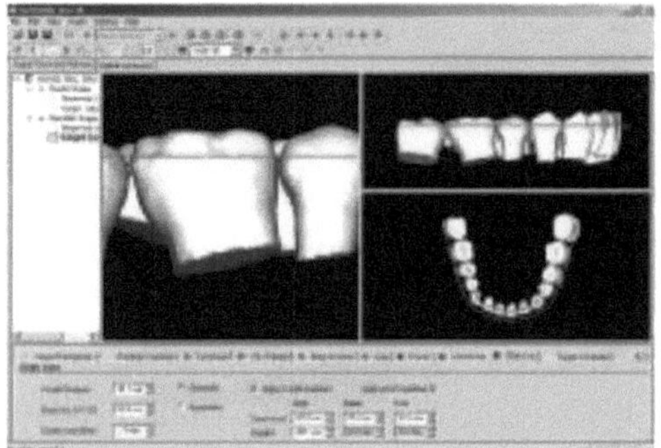

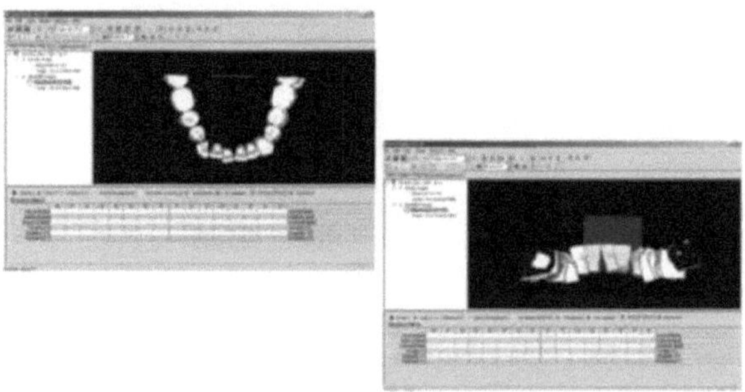

Fig.39

O médico planeia o tratamento com base em parâmetros como a linha média, o plano oclusal e as dimensões da arcada, podendo ser estimulados vários planos para comparação. O plano de tratamento final é então representado sob a forma de uma configuração de diagnóstico 3D - a oclusão alvo[31] , (Fig. 40).

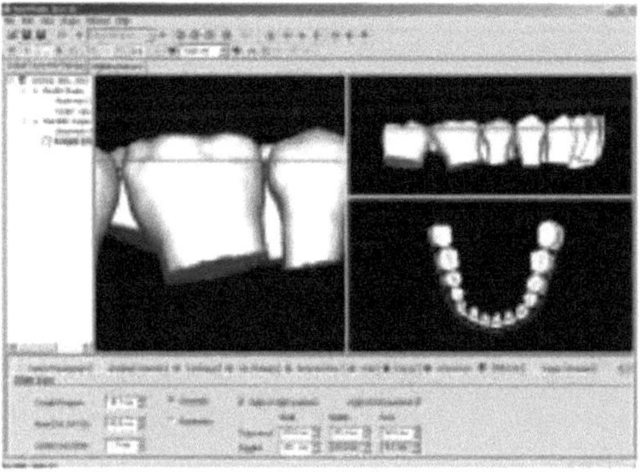

O operador pode obter uma alternativa de tratamento movendo os dentes com o rato ou com os menus seleccionados, aumentando ou reduzindo os dentes mesialmente ou distalmente para simular o desalinhamento interproximal.

A alteração das coordenadas X, Y e Z pode ser efectuada em dentes individuais para mostrar a dificuldade do caso e as alterações do tratamento.

O contacto entre arcadas e as relações, tais como sobremordida e sobressaliência, podem ser visualizados com uma ferramenta de plano de corte, que apresenta uma vista interproximal ou transversal em qualquer localização ao longo da arcada[40] .

Quando a oclusão alvo estiver concluída, é selecionada a biblioteca de formulários de sistemas de ligação digital. Em seguida, pode calcular-se o cálculo geométrico e a incorporação de várias forças nos fios e o seu impacto nos dentes.

O operador, com base na quantidade de movimento dentário e nas forças necessárias, pode decidir o plano de tratamento ideal.

Quaisquer erros no posicionamento dos brackets e na combinação de fios podem ser geridos em qualquer fase do ciclo (Fig. 41). Os novos Orascans podem ser usados para desenhar fios acabados e retentores linguais 3-3 fixos antes da descolagem[30,31] .

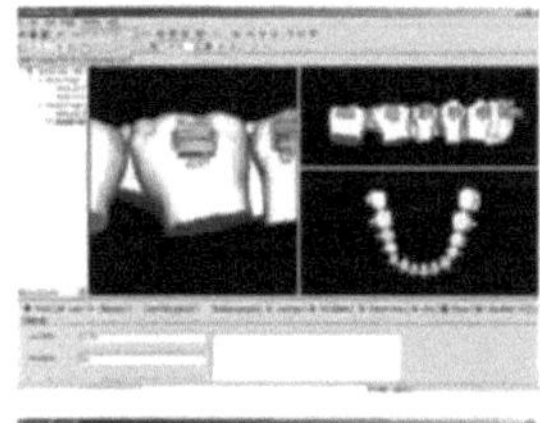
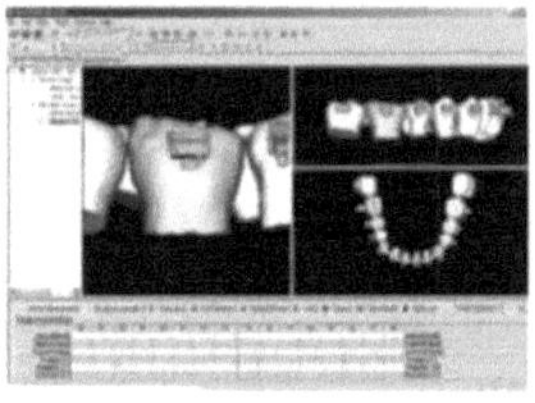

Digital bracket
placement system

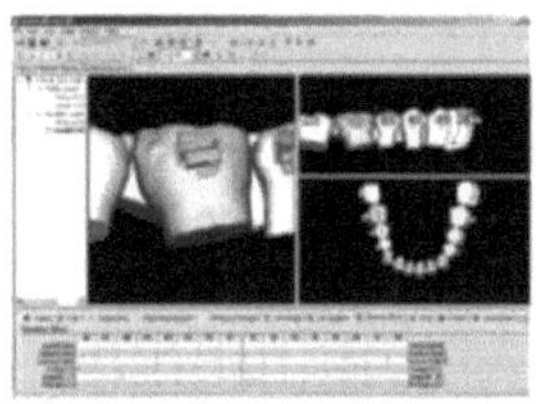

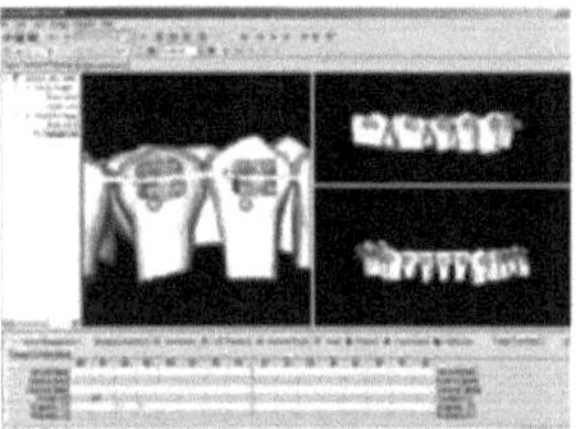
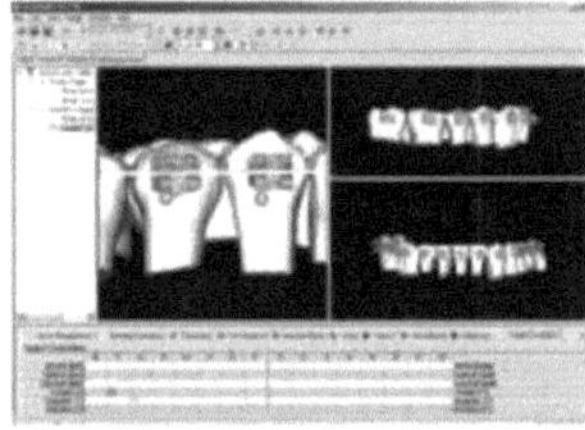

Any errors in bracket positioning and arch wire
selection can be detected and changed during
any phase of the treatment.

Fig.41

VANTAGENS DO SORRISO SEGURO:

- Os movimentos dentários indesejáveis podem ser reduzidos

- Os erros de seleção do fio de arco podem ser reduzidos

- Os erros de posicionamento do suporte podem ser reduzidos

- Os erros de espessura do adesivo de colagem podem ser reduzidos[32] .

PRECISÃO DO SISTEMA:

- Scanner Oro - imagens sem desfocagem por segundo com até 3500 pontos de medição 3D por imagem.

- Maior precisão de cada ponto mais de 50 microns, erro linear de 0,1 mm por dente.

- Dobragem de fios - Erro de posicionamento da dobra ± 0,1 mm

- Erro angular/torção ±10.

- Movimento do suporte digital - ± 25 microns; in vivo ± 1 mm31.

TOMOGRAFIA COMPUTORIZADA DE FEIXE CÓNICO 3D

A TCFC foi desenvolvida na década de 1990 como um processo revolucionário resultante da procura de informação 3D obtida a partir da TC convencional. Durante os últimos anos, começaram a surgir no mercado várias metodologias de digitalização de TCFC e foram estabelecidas várias aplicações em ambientes faciais e dentários[33] .

A CBCT foi introduzida pela primeira vez nos EUA em 2000.

TAC CONVENCIONAL:

Foi desenvolvido pela primeira vez por Sir Godfrey Hounsfield em 1967 e, desde o primeiro protótipo, houve uma evolução gradual de cinco gerações desses sistemas[33] (Fig. 42).

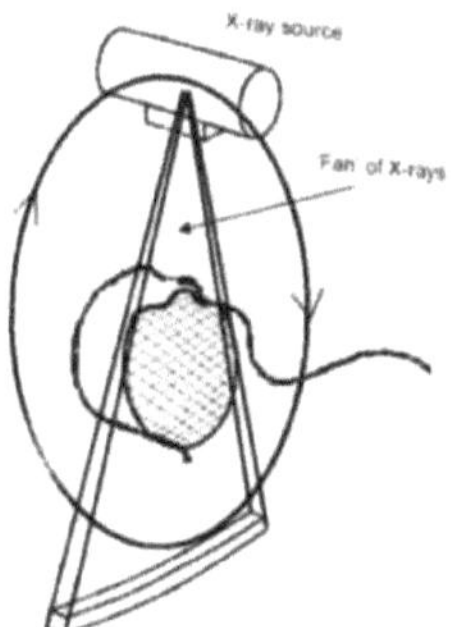

Conventional CT scan with single x ray beam

Fig.42

O método de classificação de cada sistema baseia-se na organização das partes individuais do dispositivo e no movimento físico do feixe na captação dos dados[33] .

Gerações diferentes:

Scanner de primeira geração -

- □ Consiste numa única fonte de radiação e num único detetor.
- □ A informação foi obtida fatia a fatia[33] .

Scanner de segunda geração -

- □ Foi introduzido como uma melhoria da geração anterior e incorporou múltiplos detectores no plano do scan[33] .
- □ No entanto, estes detectores não eram contínuos nem abrangiam o diâmetro do objeto.

Scanner de terceira geração -

- □ Foi introduzido com os avanços na tecnologia de detetor e de aquisição de dados.
- □ Estes detectores de grandes dimensões reduziram a necessidade de o feixe se deslocar em torno do objeto a medir, sendo frequentemente designados por TC de feixe em leque.
- □ Foram frequentemente observados artefactos em anel nas imagens captadas, distorcendo as imagens tridimensionais e obscurecendo determinados pontos de referência[33] .

Scanner de quarta geração -

- □ Foi introduzido para contrariar os problemas da geração anterior.
- □ Foram também introduzidas uma fonte de radiação móvel e um anel detetor fixo.

- □ Isto significava que as modificações no ângulo da fonte de radiação tinham de ser tidas em conta e que se verificava uma maior dispersão da radiação[33] .

Scanners de quinta geração -

- □ Tal como nas duas gerações anteriores, o detetor é estacionário e o feixe de electrões é varrido ao longo de um ânodo semicircular de fita de tungsténio.
- □ A radiação é produzida no ponto em que o feixe de electrões atinge o ânodo e resulta numa fonte de raios X que gira em torno do doente sem componentes de translação ou peças móveis.
- □ As projecções são tão rápidas que até o batimento cardíaco de um doente pode ser captado.
- □ Este facto levou alguns clínicos a aclamá-lo como um dispositivo de captura de movimentos 4D[33] .

Estes sistemas têm várias limitações

- □ Espaço físico considerável
- □ Muito mais caro do que as máquinas radiográficas convencionais
- □ As imagens captadas no detetor são compostas por vários cortes, que são unidos para obter uma imagem final em computador, o que torna o processo moroso e menos eficiente em termos de custos.
- □ A exposição dos pacientes à radiação é responsável por imitar a utilização da TC em problemas craniofaciais complexos e informações de diagnóstico especializadas[33,34] .

TOMOGRAFIA COMPUTORIZADA DE FEIXE CÓNICO:

- □ Os CBCT craniofaciais foram desenvolvidos para contrariar algumas das limitações dos dispositivos de tomografia computorizada convencionais.

- Na TCFC craniofacial, o objeto a ser avaliado é captado à medida que a radiação incide sobre um retractor bidimensional. Esta simples diferença permite que uma única rotação da fonte de radiação capte toda uma região de interesse, em comparação com o dispositivo de TC convencional, em que são efectuados vários cortes para obter uma imagem completa (Fig. 43).
- O feixe cónico também produz um feixe mais focado e uma radiação de dispersão consideravelmente menor em comparação com os dispositivos de TC convencionais em forma de leque.
- Isto aumenta significativamente a utilização dos raios X e reduz a capacidade da ampola de raios X necessária para a leitura volumétrica.

Diz-se que a exposição à radiação é 20% da TC convencional ou equivalente à IOPA de boca inteira.[33,34]

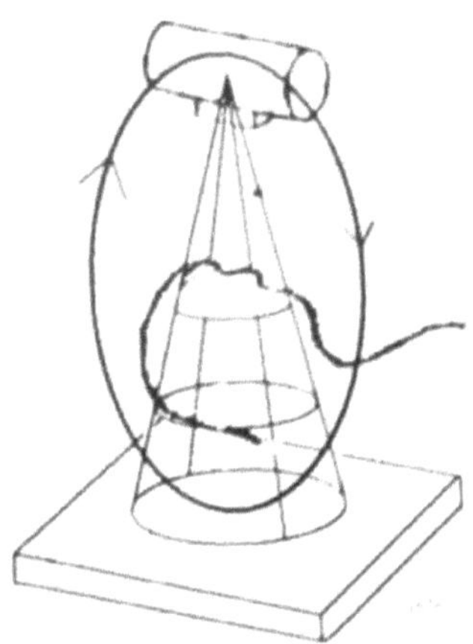

3D CBCT with fan of x rays as beam

Fig.43

Vantagens da CBCT:

- Menos dispendioso

- Mais pequeno em tamanho

- A câmara de exposição (cabeça) é construída à medida e reduz a
quantidade de radiação

- As imagens são comparáveis à TC convencional e são apresentadas como
  vista total da cabeça, como vista do crânio ou como componentes
  regionais. [33,36] (Fig.44)

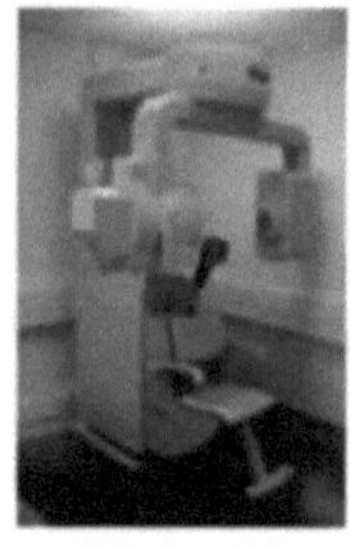

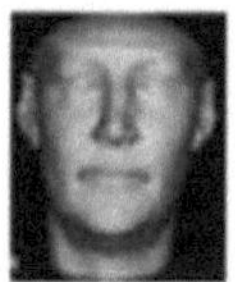
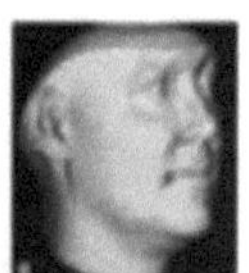
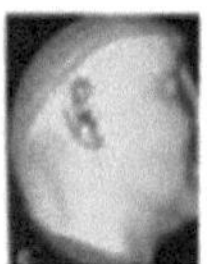

Advantage of CBCT – smaller in size

Fig.44

Sistemas de aquisição:

Existem atualmente quatro fornecedores de sistemas principais no mercado (Fig. 45) -

- ☐ NEWTOM 3G (Radiologia Quantitativa, Itália)
- ☐ I-CAT (Imaging Science International, EUA)
- ☐ CB MERCURY (Hitachi Medical Corporation, Tóquio)
- ☐ 3D ACUITOMO (J Morito Manufacturing Corporation, Japão)

As máquinas de CBCT disponíveis diferem em termos de tamanho, definições possíveis e captura de imagens (campo de visão) e utilização clínica.

NEWTOM 3G (Radiologia Quantitativa, Itália)

Foi introduzido como parte de um processo evolutivo do seu antecessor New Tom 9000, o primeiro aparelho no mercado dentário a utilizar a tecnologia CBCT. O dispositivo funciona de forma semelhante à tomografia computorizada convencional.

O doente é fotografado numa posição supina e os exames à cabeça e ao pescoço são concluídos em cerca de 36 segundos.

O sistema oferece três campos de visão e afirma uma resolução de voxel (pixel de volume) de até 0,125 mm. O voxel representa uma quantidade de dados tridimensionais semelhante a um pixel em dados bidimensionais. O voxel define a capacidade de captar detalhes mais finos num exame.

Está disponível software personalizado, compatível com DICOM, com a máquina[33] .

I-CAT (Imaging Science International, EUA)

A imagem tridimensional é captada com o doente sentado na posição vertical e o exame varia entre 20 e 40 segundos.

Nos protótipos iniciais, só era possível obter imagens das regiões maxilo-mandibulares, mas com a nova melhoria é possível obter um campo de visão de 20x25 cm. Isto é suficiente para captar uma imagem facial padrão equivalente à de um cefalograma lateral padrão.

O detetor de painel plano de silício amorfo não apresenta distorção, tem uma escala de cinzentos de 12 bits e uma resolução de píxeis de 0,125 mm. O painel plano proporciona um bom contraste e uma longa vida útil do painel, produzindo assim melhores imagens clínicas, ao mesmo tempo que é económico.

No entanto, verificou-se uma distorção dos tecidos faciais produzida pela posição de apoio do queixo quando o doente foi posicionado no dispositivo.

Mas as versões mais recentes ultrapassaram este problema [33]

CB MERCURY (Hitachi Medical Corporation, Tóquio)

A fonte de raios X é constituída por um tubo de ânodo fixo de baixa energia que produz um feixe de raios X em forma de cone que é captado num intensificador de imagem e num CCD de estado sólido.

Um exame de 10 segundos através de uma rotação de 360 graus produz 288 vistas que podem ser vistas em 2D ou 3D.

Esta é a máquina de CBCT mais rápida disponível, o que tem a vantagem de reduzir o movimento do doente durante a captura de imagens[33]

3D ACUITOMO (J Morito Manufacturing Corporation, Japão)[36] Foi desenvolvido em colaboração entre a escola de medicina dentária da Universidade de Nihon e a J Morita Manufacturing Corporation.

O campo de visão de 30x40mm centra-se em investigações anatómicas mais regionais e específicas. O campo de visão mais pequeno resulta numa dose de radiação reduzida de 7,4 micro peneiras.

Tem a vantagem de ocupar apenas 1,6 vezes o espaço de uma unidade de raios X panorâmica.

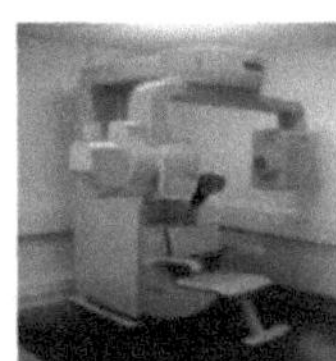

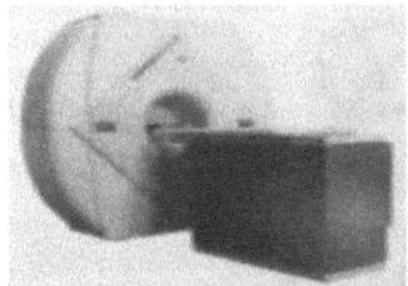

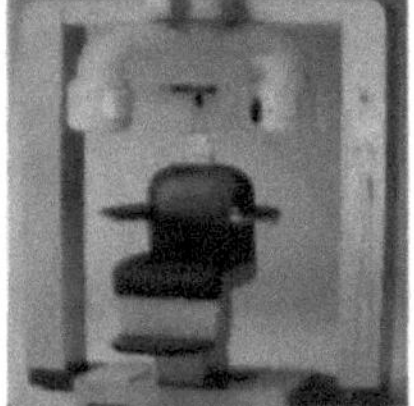

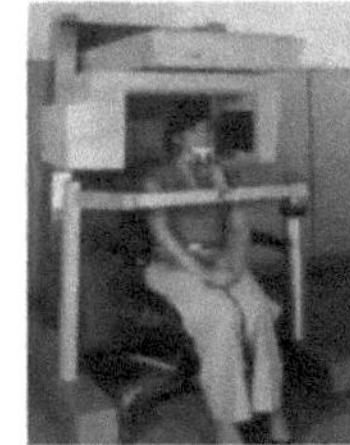

Fig.45

Aplicações:

Com a CBCT, os ortodontistas têm muitas imagens que não são possíveis com as medidas radiográficas convencionais.

- Dentes impactados e anomalias orais.

- Análise das vias respiratórias

- Avaliação da altura e do volume do osso alveolar

- Morfologia da ATM

- Vistas lateral e frontal do cefalograma

- Vistas do esqueleto

- Análise facial

- Revisão 3D da dentição[33]

Exposição à radiação:

A CBCT fornece imagens tridimensionais com até quatro vezes menos radiação do que um exame de TC convencional.

A radiação resultante depende das definições utilizadas (Kvp e mA). A utilização de um mA mais baixo e/ou a colimação são algumas das formas de reduzir a quantidade de radiação que o doente recebe, mas, ao mesmo tempo, produz uma qualidade de imagem inferior à da utilização de definições mais elevadas[33,34] .

A exposição efectiva do doente a partir de uma CBCT resultante é tão baixa como 45 micro peneiras a 650 micro peneiras. As radiografias de boca inteira produzem uma exposição de 150 micro sievert e uma viagem de ida e volta de Tóquio a Paris representa cerca de 135 micro sievert de exposição.

O conselho de assuntos científicos da ADA recomenda a utilização de técnicas que reduzam a quantidade de radiação recebida durante a radiografia dentária, conhecida como o princípio ALARA (as low as reasonably achievable).

Isto inclui a realização de radiografias com base nas necessidades do doente, a utilização da película mais rápida compatível com a tarefa de diagnóstico, a colimação do tamanho do feixe para o tamanho da película tão próximo quanto possível e a utilização de aventais de chumbo e protectores da tiroide[33,34] .

RESSONÂNCIA MAGNÉTICA

A imagiologia por ressonância magnética foi desenvolvida a partir dos conhecimentos adquiridos no estudo da ressonância magnética nuclear. O nome original da tecnologia médica é ressonância magnética nuclear (RMN), mas a palavra nuclear é quase universalmente omitida. Isto é feito para evitar as conotações negativas da palavra nuclear e para evitar que os doentes associem o exame à exposição à radiação, que não é uma das preocupações de segurança da RMN. Os cientistas continuam a utilizar a RMN quando se fala de dispositivos não médicos que funcionam segundo os mesmos princípios[20] .

TÉCNICA:

Animação de uma série de secções, através de um cérebro humano a partir de um exame de ressonância magnética, começando no topo da cabeça e movendo-se em direção à base.(Fig.46)

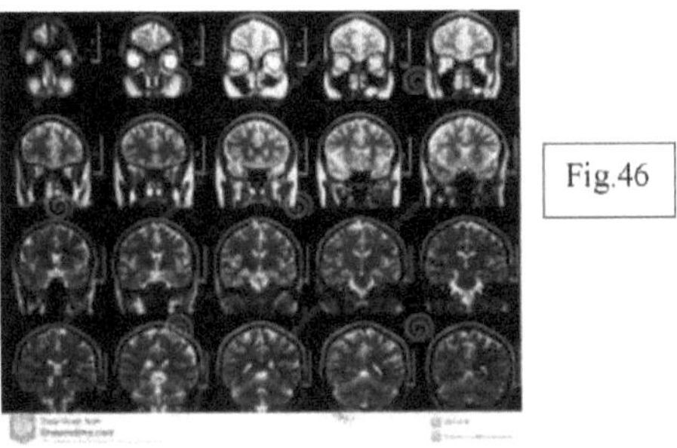

Fig.46

A RM médica baseia-se mais frequentemente nas propriedades de relaxamento dos núcleos de hidrogénio excitados na água. Quando o objeto a ser fotografado é colocado num campo magnético potente e uniforme, os spins dos núcleos atómicos com números de spin não nulos no interior do tecido alinham-se todos numa de duas direcções opostas: paralelos ao campo magnético ou antiparalelos (Fig. 47). As forças de campo magnético comuns variam entre 0,3 e 3 teslas, embora os instrumentos de investigação cheguem a atingir 20 teslas e os fornecedores comerciais estejam a investir em plataformas de 7 teslas[20,35] .

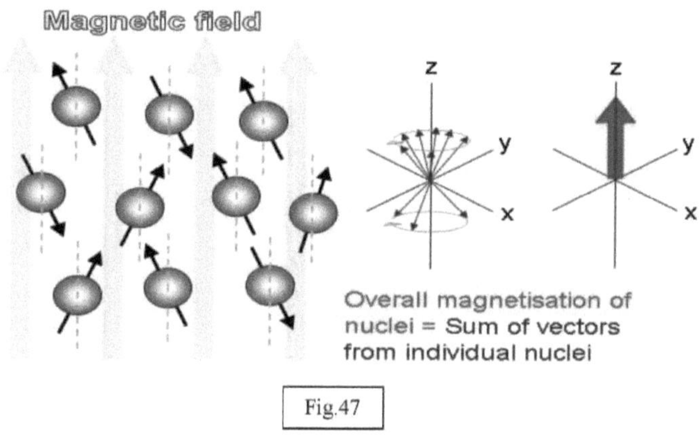

Fig.47

Apenas um em cada milhão de núcleos se alinha com o campo magnético, uma vez que a energia térmica excede em muito a diferença entre os estados paralelo e antiparalelo. No entanto, a grande quantidade de núcleos num pequeno volume soma para produzir uma mudança detetável no campo. A maioria das explicações básicas sobre RMN e RMN dirá que os núcleos se alinham paralela ou antiparalelamente com o campo magnético estático, embora, devido a razões de mecânica quântica que ultrapassam o âmbito deste artigo, os núcleos individuais estejam, na realidade, dispostos num ângulo em relação à direção do campo magnético estático. A coleção de núcleos pode ser dividida num conjunto cuja soma de spin está alinhada paralelamente e num conjunto cuja soma de spin é antiparalela[20] .

O momento de dipolo magnético dos núcleos processa-se então em torno do campo axial. Embora a proporção seja quase igual, um pouco mais são orientados no ângulo de baixa energia. A frequência com que o momento de dipolo ocorre é designada por frequência de Larmor. O tecido é então brevemente exposto a impulsos de energia electromagnética (impulsos de RF) num plano perpendicular ao campo magnético, fazendo com que alguns dos núcleos de hidrogénio magneticamente alinhados assumam um estado temporário de alta energia não alinhado. A frequência dos impulsos é regida pela equação de Larmor.

Para obter imagens selectivas de diferentes voxels (elementos de imagem) do material em questão, são aplicados gradientes magnéticos ortogonais. Embora seja relativamente comum aplicar gradientes nos eixos principais de um doente (de modo a que o doente seja fotografado em x, y e z da cabeça aos pés), a RM permite orientações completamente flexíveis para as imagens. Toda a codificação espacial é obtida através da aplicação de gradientes de campo magnético, que codificam a posição na fase do sinal. Numa dimensão, uma fase linear em relação à posição pode ser obtida através da recolha de dados na presença de um gradiente de campo magnético. Em 3 dimensões, um plano pode ser definido por "seleção de fatias", em que um impulso de RF de largura de banda definida é aplicado na presença de um gradiente de campo magnético, a fim de reduzir a codificação espacial a 2 dimensões. A codificação espacial pode então ser aplicada em 2D após a seleção do corte, ou em 3D sem seleção do corte. Em ambos os casos, é adquirida uma matriz 2D ou 3D de fases codificadas espacialmente, e estes dados representam as frequências espaciais do objeto de imagem. As imagens podem ser criadas a partir dos dados adquiridos utilizando a Transformada Discreta de Fourier (DFT)[20].

Para compreender o contraste da RMN, é importante ter alguma compreensão das constantes de tempo envolvidas nos processos de relaxamento que estabelecem o equilíbrio após a excitação por RF. À medida que os núcleos de alta energia relaxam e se realinham, emitem energia a taxas que são registadas para fornecer informações sobre o seu ambiente. O realinhamento dos spins nucleares com o campo magnético é designado por relaxamento longitudinal e o tempo (normalmente cerca de 1 segundo) necessário para que uma determinada percentagem dos núcleos do tecido se realinhe é designado por "Tempo 1" ou T1. As imagens ponderadas em T2 baseiam-se no desfasamento local dos spins após a aplicação do impulso de energia transversal; o tempo de relaxamento transversal (normalmente < 100 ms para o tecido) é designado por "Tempo 2" ou T2. Uma variante subtil mas importante da técnica T2 é designada por imagem T2. A imagem T2 emprega uma técnica de eco de spin, na qual os spins são reorientados para compensar o campo magnético local em homogeneidades. A aquisição de imagens T2 é realizada sem reorientação. Isto sacrifica alguma integridade da imagem de modo a proporcionar uma sensibilidade adicional aos processos de relaxamento que causam incoerência da magnetização transversal. As aplicações da imagiologia T2 incluem a RM funcional (fMRI) ou a avaliação da perfusão basal (CBF e CBV) utilizando agentes injectados, tal como descrito acima; nestes casos, existe um compromisso inerente entre a qualidade da imagem e a sensibilidade de deteção. Uma vez que as sequências ponderadas em T2 são sensíveis à homogeneidade magnética (que pode ser causada pela deposição de produtos de degradação do sangue contendo Fe), estas sequências são utilizadas para detetar áreas subtis de hemorragia intracraniana recente ou crónica ("sequência Heme")[20] .(Fig.48)

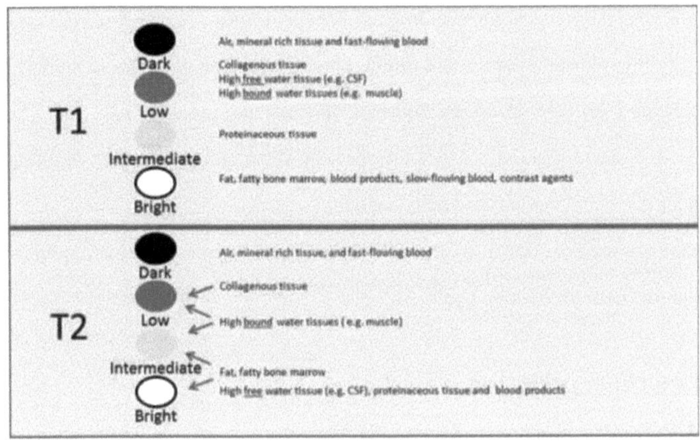

Fig.48

O contraste da imagem é criado através da utilização de uma seleção de parâmetros de aquisição de imagem que pondera o sinal por T1, T2 ou T2*, ou sem tempo de relaxamento ("imagens de densidade protónica"). No cérebro, a ponderação T1 faz com que os tractos de fibras (ligações nervosas) apareçam brancos, as congregações de neurónios apareçam cinzentas e o líquido cefalorraquidiano apareça escuro. O contraste da "substância branca", "substância cinzenta" e "líquido cefalorraquidiano" é invertido utilizando imagens T2 ou T2*, enquanto as imagens ponderadas em protões fornecem pouco contraste em indivíduos normais. Além disso, a informação funcional (CBF, CBV, oxigenação do sangue) pode ser codificada em T1, T2 ou T2*; consulte a ressonância magnética funcional (fMRI) e a secção abaixo[20].

A Imagiologia Ponderada por Difusão (DWI) utiliza exames muito rápidos com uma série adicional de gradientes (gradientes de difusão) que se ligam e desligam rapidamente. Os protões da água que se difundem aleatoriamente no cérebro, através do movimento browniano, perdem a coerência de fase e..,

Assim, o sinal durante a aplicação de gradientes de difusão. No cérebro com enfarte agudo, a difusividade da água está diminuída e a perda de sinal nas sequências de DWI é menor do que no cérebro normal. A DWI é o método mais sensível de deteção de enfarte cerebral (AVC) e pode identificar um enfarte até 30 minutos após o ictus.

A resolução médica típica é de cerca de 1 mm^3 , enquanto os modelos de investigação podem exceder 1 μm^3 .

REALCE DO CONTRASTE:

Tanto as imagens ponderadas em T1 como em T2 são adquiridas para a maioria dos exames médicos. No entanto, estes dois conjuntos de imagens nem sempre são suficientes para mostrar adequadamente a anatomia ou a patologia. Uma opção é utilizar uma técnica de aquisição de imagens mais sofisticada - por exemplo, supressão de gordura, imagens com deslocamento químico. A outra é administrar um agente de contraste para delinear as áreas de interesse[36] .

Um agente de contraste pode ser tão simples como água, tomada por via oral, para a imagiologia do estômago e do intestino delgado. Em alternativa, podem ser utilizadas substâncias com propriedades magnéticas específicas[20] .

Mais frequentemente, é administrado um agente de contraste paramagnético (geralmente um composto de gadolínio). Os tecidos e fluidos realçados com gadolínio aparecem extremamente brilhantes nas imagens ponderadas em T1. Este facto proporciona uma elevada sensibilidade para a deteção de tecidos vasculares (por exemplo, tumores) e permite a avaliação da perfusão cerebral (por exemplo, no AVC).

Mais recentemente, foram disponibilizados agentes de contraste super paramagnéticos (por exemplo, nanopartículas de óxido de ferro). Estes agentes aparecem muito escuros nas imagens ponderadas em T2*. Estes agentes podem ser utilizados para a imagiologia do fígado - o tecido hepático normal retém o agente, mas as áreas anormais (por exemplo, cicatrizes, tumores) não. Podem também ser tomados por via oral, para melhorar a visualização do trato gastrointestinal e para evitar que a água do trato gastrointestinal oculte outros órgãos (por exemplo, o pâncreas).

Os agentes diamagnéticos, por exemplo, o sulfato de bário, foram estudados para utilização potencial no trato gastrointestinal, mas são utilizados com menos frequência[20,36] .

APLICAÇÕES:
RESSONÂNCIA MAGNÉTICA 3D:

Na prática clínica, a RM é utilizada para distinguir o tecido patológico (como um tumor cerebral) do tecido normal. Uma das vantagens de um exame de RM é o facto de ser inofensivo para o doente. Utiliza campos magnéticos fortes e radiação não ionizante na gama de radiofrequência. Compare isto com os exames de TAC e os raios X tradicionais, que envolvem doses de radiação ionizante e podem aumentar a probabilidade de malignidade, especialmente num feto.[20]

Enquanto a TC fornece uma boa resolução espacial (a capacidade de distinguir duas estruturas separadas a uma distância arbitrariamente pequena uma da outra), a RM fornece uma resolução comparável com uma resolução de contraste muito melhor (a capacidade de distinguir as diferenças entre dois tecidos arbitrariamente semelhantes, mas não idênticos). A base desta capacidade é a complexa biblioteca de sequências de impulsos que o moderno scanner de RM médica inclui, cada uma das quais é optimizada para fornecer contraste de imagem com base na sensibilidade química da RM[20] .

Por exemplo, com valores específicos do tempo de eco (TE) e do tempo de repetição (TR), que são parâmetros básicos da aquisição de imagens, uma sequência assumirá a propriedade de ponderação T2. Num exame ponderado em T2, os tecidos que contêm gordura, água e fluidos são brilhantes (a maioria das sequências T2 modernas são, na realidade, sequências T2 rápidas). O tecido danificado tende a desenvolver edema, o que torna uma sequência ponderada em T2 sensível à patologia e geralmente capaz de distinguir o tecido patológico do tecido normal. Com a adição de um impulso adicional de radiofrequência e uma manipulação adicional dos gradientes magnéticos, uma sequência ponderada em T2 pode ser convertida numa sequência FLAIR (Fluid Light Attenuation Inversion Recovery), na qual a água livre é agora escura, mas os tecidos edematosos permanecem brilhantes. Esta sequência, em particular, é atualmente a forma mais sensível de avaliar o cérebro para detetar doenças desmielinizantes, como a esclerose múltipla.

O exame típico de RMN consiste em 5-20 sequências, cada uma das quais é escolhida para fornecer um determinado tipo de informação sobre os tecidos em causa. Esta informação é depois sintetizada pelo médico intérprete[20] .

EXAMES DE RESSONÂNCIA MAGNÉTICA ESPECIALIZADOS
RMN DE DIFUSÃO:

A RMN de difusão mede a difusão das moléculas de água nos tecidos biológicos. Num meio isotrópico (dentro de um copo de água), as moléculas de água movem-se naturalmente de forma aleatória de acordo com o movimento browniano. Contudo, nos tecidos biológicos, a difusão pode ser anisotrópica. Por exemplo, uma molécula no interior do axónio de um neurónio tem uma baixa probabilidade de atravessar a membrana de mielina. Por conseguinte, a molécula mover-se-á principalmente ao longo do eixo da fibra neuronal. Se soubermos que as moléculas num determinado voxel se difundem principalmente numa direção, podemos assumir que a maioria das fibras nessa área se deslocam paralelamente a essa direção[20] .

O recente desenvolvimento da imagem por tensor de difusão (DTI) permite medir a difusão em várias direcções e calcular a anisotropia fraccionada em cada direção para cada voxel. Isto permite aos investigadores fazer mapas cerebrais das direcções das fibras para examinar a conetividade de diferentes regiões do cérebro (utilizando a tractografia) ou para examinar áreas de degeneração neural e desmielinização em doenças como a esclerose múltipla.

Outra aplicação da RM de difusão é a imagiologia ponderada por difusão (DWI). Após um AVC isquémico, as células cerebrais morrem. Especula-se que as áreas resultantes da restrição da difusão sejam detectáveis. Este achado surge 5-10 minutos após o início dos sintomas do AVC (em comparação com a tomografia computorizada, que frequentemente não detecta alterações de enfarte agudo até 4-6 horas) e mantém-se até duas semanas. Como tal, as sequências DWI são extraordinariamente sensíveis ao AVC agudo.

Por último, foi proposto que a RMN de difusão pode ser capaz de detetar alterações mínimas na difusão da água extracelular e, por conseguinte, ser utilizada como ferramenta para a RMNf. O corpo da célula nervosa alarga-se quando conduz um potencial de ação, restringindo assim a difusão natural das moléculas de água extracelular. Embora este processo funcione em teoria, as provas são apenas moderadamente convincentes.

Tal como muitas outras aplicações especializadas, esta técnica é normalmente utilizada com a utilização de um Echo Planar[20] .

ESPECTROSCOPIA DE RESSONÂNCIA MAGNÉTICA:

A espetroscopia de ressonância magnética (MRS), também conhecida como MRSI (MRS Imaging) e espetroscopia de RMN selectiva de volume, é uma técnica que combina a natureza espacialmente endereçável da RMN com a informação espectroscopicamente rica que pode ser obtida a partir da ressonância magnética nuclear (RMN). Ou seja, a RMN permite estudar uma determinada região num organismo ou numa amostra, mas fornece relativamente pouca informação sobre a natureza química ou física dessa região. O seu principal valor reside na capacidade de distinguir as propriedades dessa região relativamente às das regiões circundantes. A espetroscopia de RMN, contudo, fornece uma grande quantidade de informações químicas sobre essa região, tal como um espetro de RMN dessa região.[20]

RESSONÂNCIA MAGNÉTICA FUNCIONAL:

Um exame de RMN mostra regiões de ativação a laranja, incluindo o córtex visual primário (V1, BA17).

A ressonância magnética funcional (fMRI) mede as alterações de sinal no cérebro que se devem à alteração da atividade neural. O cérebro é examinado com baixa resolução mas a um ritmo rápido (normalmente uma vez em cada 2-3 segundos). Os aumentos da atividade neural provocam alterações no sinal de RM através de um mecanismo denominado efeito BOLD (dependente do nível de oxigénio no sangue). O aumento da atividade neural provoca um aumento da necessidade de oxigénio, e o sistema vascular compensa esse aumento, aumentando a quantidade de hemoglobina oxigenada em relação à hemoglobina desoxigenada.

Como a hemoglobina desoxigenada atenua o sinal de RM, a resposta vascular leva a um aumento do sinal que está relacionado com a atividade neural. A natureza precisa da relação entre a atividade neural e o sinal BOLD é um tema de investigação atual. O efeito BOLD também permite a geração de mapas 3D de alta resolução da vasculatura venosa no tecido neural[20] .

Embora o sinal BOLD seja o método mais comum utilizado para estudos neurocientíficos em seres humanos, a natureza flexível da imagiologia por RM proporciona meios para sensibilizar o sinal para outros aspectos do fornecimento de sangue. Técnicas alternativas empregam a marcação com spins arteriais (ASL) ou pesam o sinal de RM pelo fluxo sanguíneo cerebral (CBF) e pelo volume sanguíneo cerebral (CBV). O método CBV requer a injeção de uma classe de agentes de contraste MRI que estão agora em ensaios clínicos em humanos. Uma vez que este método demonstrou ser muito mais sensível do que a técnica BOLD em estudos pré-clínicos, pode potencialmente alargar o papel da fMRI em aplicações clínicas. O método CBF fornece mais informações quantitativas do que o sinal BOLD, embora com uma perda significativa da sensibilidade de deteção.

RESSONÂNCIA MAGNÉTICA DE INTERVENÇÃO:

Devido à ausência de efeitos nocivos para o doente e para o operador, a RMN é adequada para a "radiologia de intervenção", em que as imagens produzidas por um scanner de RMN são utilizadas para guiar um procedimento minimamente invasivo intra-operatório e/ou interativo. No entanto, o ambiente não magnético exigido pelo scanner e a forte radiofrequência magnética e os campos quase estáticos gerados pelo hardware do scanner exigem a utilização de instrumentos especializados. Muitas vezes, é necessária a utilização de um íman de "furo aberto", que permite ao pessoal operacional um melhor acesso aos doentes durante a operação. Estes ímanes de furo aberto são frequentemente ímanes de campo inferior, normalmente na gama de 0,2 tesla, o que diminui a sua sensibilidade, mas também diminui a potência de radiofrequência potencialmente absorvida pelo doente durante uma operação prolongada.

Os sistemas magnéticos de campo mais elevado estão a começar a ser utilizados em salas de imagiologia intra-operatória, que podem combinar RM de campo elevado com uma sala de cirurgia e até mesmo com TC numa série de salas interligadas. Dispositivos especializados de RM de intervenção de campo elevado, como o sistema IMRIS, podem efetivamente levar um íman de campo elevado até ao doente dentro do bloco operatório, permitindo a utilização de instrumentos cirúrgicos normais enquanto o íman se encontra num espaço adjacente[20] .

SIMULAÇÃO DE RADIOTERAPIA:

Devido à superioridade da imagem de tecidos moles da RM, está agora a ser utilizada para localizar especificamente tumores no corpo, em preparação para tratamentos de radioterapia. Para a simulação da terapia, o doente é colocado numa posição corporal específica e reproduzível e é-lhe feito um scanner. O sistema de RMN calcula então a localização, forma e orientação exactas da massa tumoral, corrigindo qualquer distorção espacial inerente ao sistema. O doente é então marcado ou tatuado com pontos que, quando combinados com a posição específica do corpo, permitirão uma triangulação exacta para a radioterapia[20] .

IMAGEM DE DENSIDADE DE CORRENTE:

A imagiologia da densidade de corrente é um sub-ramo da RMN que procura utilizar a informação de fase das imagens de RMN para reconstruir as densidades de corrente dentro de um indivíduo. A imagiologia de densidade de corrente funciona porque as correntes eléctricas geram campos magnéticos que, por sua vez, afectam a fase dos dipolos magnéticos durante uma sequência de imagens. Até à data, não foi realizada com êxito nenhuma CDI utilizando correntes biológicas, mas foram publicados vários estudos que envolvem correntes aplicadas através de um par de eléctrodos[20].

ULTRA-SOM FOCALIZADO GUIADO POR RESSONÂNCIA MAGNÉTICA:

Na terapia MRGFUS, os feixes de ultra-sons são focados num tecido - guiados e controlados através de imagens térmicas por RM - e, devido à deposição significativa de energia no foco, a temperatura no interior do tecido aumenta para mais de 65°C, destruindo-o completamente. Esta tecnologia permite obter uma "ablação" precisa do tecido doente. A imagiologia por RM proporciona uma visão tridimensional do tecido alvo, permitindo uma focagem precisa da energia dos ultra-sons. A imagiologia por RM fornece imagens térmicas quantitativas, em tempo real, da área tratada. Isto permite ao médico assegurar que a temperatura gerada durante cada ciclo de energia de ultra-sons é suficiente para provocar a ablação térmica no tecido pretendido e, caso contrário, adaptar os parâmetros para assegurar um tratamento eficaz[20].

IMAGIOLOGIA MULTINUCLEAR:

O hidrogénio é o núcleo mais frequentemente visualizado em RMN porque está presente em grande abundância nos tecidos biológicos. No entanto, qualquer núcleo, que tenha um spin nuclear líquido, pode potencialmente ser visualizado com RMN. Esses núcleos incluem o Hélio-3, o Carbono-13, o Oxigénio-17, o Sódio-23, o Fósforo-31 e o Xénon-129. O 23Na e o 31P são naturalmente abundantes no corpo, pelo que podem ser visualizados diretamente. Os isótopos gasosos (3He e 129Xe) têm de ser hiperpolarizados, uma vez que a sua densidade nuclear é demasiado baixa para produzir um sinal útil em condições normais. O 17O e o 13C podem ser administrados em quantidades suficientes na forma líquida (por exemplo, soluções de 17O-água ou 13C-glicose) para que a hiperpolarização não seja necessária[20] .

Atualmente, a imagiologia multinuclear é sobretudo uma técnica de investigação. No entanto, as potenciais aplicações incluem a imagiologia funcional e a imagiologia de órgãos pouco visíveis na RM com 1H (por exemplo, pulmões e ossos) ou como agentes de contraste alternativos. O 3He hiperpolarizado inalado pode ser utilizado para obter imagens da distribuição dos espaços aéreos nos pulmões. Foram estudadas soluções injectáveis contendo 13C ou bolhas estabilizadas de 129Xe hiperpolarizado como agentes de contraste para angiografia e imagiologia de perfusão. O 31P pode potencialmente fornecer informações sobre a densidade e a estrutura óssea, bem como sobre a imagiologia funcional do cérebro.

SEGURANÇA:
IMPLANTES E CORPOS ESTRANHOS:

Os pacemakers são geralmente considerados uma contraindicação absoluta para a realização de exames de RMN. Foram comunicados vários casos de arritmias ou morte em doentes com pacemakers que foram submetidos a exames de RMN. Outros implantes electrónicos são, pelo menos, contra-indicações relativas.

Os corpos estranhos ferromagnéticos (por exemplo, fragmentos de conchas) ou implantes metálicos (por exemplo, próteses cirúrgicas, clips para aneurismas) também constituem riscos potenciais e os aspectos de segurança devem ser considerados individualmente. A interação dos campos magnéticos e de radiofrequência com esses objectos pode provocar: traumatismos devido ao movimento do objeto no campo magnético, lesões térmicas provocadas pelo aquecimento do objeto por indução de radiofrequência ou a avaria de um dispositivo implantado. Estas questões são especialmente problemáticas quando se trata do olho. A maioria dos centros de RMN exige a realização de uma radiografia orbital a qualquer pessoa que suspeite que possa ter pequenos fragmentos de metal nos olhos, talvez devido a um acidente anterior, algo que não é invulgar na metalurgia.[20]

Devido às suas propriedades não magnéticas, o titânio é útil para implantes de longa duração e instrumentos cirúrgicos destinados a serem utilizados em cirurgia guiada por imagem.

No caso dos pacemakers, pensa-se que o risco reside principalmente na indução de radiofrequência nos eléctrodos/fios de estimulação, causando uma estimulação inadequada do coração, e não no campo magnético que afecta o próprio pacemaker.

Outras questões de segurança importantes incluem:

PROJECTOS: Devido à força muito elevada do campo magnético necessário para produzir exames (frequentemente até 30 000 vezes superior aos efeitos do campo magnético da própria Terra), existem várias questões de segurança acidentais nas instalações de RMN. Os acidentes por efeito de míssil, em que os objectos ferromagnéticos são atraídos para o centro do íman, provocaram ferimentos e morte. É por esta razão que os objectos e dispositivos ferrosos são proibidos nas proximidades do aparelho de RMN, sendo as versões não ferromagnéticas "seguras para RMN" de muitos destes objectos normalmente conservadas pela instalação de exame. O campo magnético continua a ser um perigo permanente - as máquinas electromagnéticas são mantidas sob tensão durante todo o tempo[20].

ENERGIA DE RADIOFREQUÊNCIA: É necessário um potente transmissor de rádio para excitar os spins dos protões. Isto pode aquecer significativamente o corpo, com o risco de hipertermia em crianças ou doentes idosos. Vários países impuseram restrições à taxa máxima de absorção específica que um scanner pode produzir[20].

ESTIMULAÇÃO NERVOSA PERIFÉRICA (PNR): A comutação rápida (ligar e desligar) dos gradientes de campo magnético necessários para a imagiologia é capaz de causar estimulação nervosa. Os voluntários relatam uma sensação de contração quando expostos a campos de comutação rápida, particularmente nas suas extremidades. A razão pela qual os nervos periféricos são estimulados é que o campo variável aumenta com a distância do centro das bobinas de gradiente (que coincide mais ou menos com o centro do íman). Note, no entanto, que ao obter imagens da cabeça, o coração está muito descentrado e a indução de uma corrente, mesmo que mínima, no coração deve ser evitada a todo o custo. Embora a PNR não constituísse um problema para os gradientes lentos e fracos utilizados nos primeiros tempos da RM, os gradientes fortes e de comutação rápida utilizados em técnicas como a EPI, a fMRI, a RM de difusão, etc., são de facto capazes de induzir PNR. As agências americanas e europeias insistem regularmente para que os fabricantes se mantenham abaixo dos limites dB/dt especificados (dB/dt é a alteração no campo por unidade de tempo) ou então provem (através de estudos clínicos) que não é induzida PNR para qualquer sequência de imagiologia. Como resultado do software e/ou hardware de limitação de dB/dt, os sistemas de RM comerciais não podem utilizar a potência nominal total dos seus amplificadores de gradiente[20].

RUÍDO ACÚSTICO: Os ruídos e vibrações fortes são produzidos por forças resultantes de gradientes magnéticos de comutação rápida que interagem com o campo magnético principal. Este fenómeno é mais acentuado nas máquinas de campo elevado e nas técnicas de imagem rápida, em que a intensidade sonora pode atingir 130 dB (equivalente a um motor a jato na descolagem). A utilização adequada de proteção auricular é essencial. Os fabricantes estão agora a incorporar sistemas de isolamento acústico e de cancelamento ativo do ruído nos seus equipamentos[20] .

CRIÓGENOS: Um encerramento de emergência de um eletroíman supercondutor, uma operação conhecida como "extinção", envolve a rápida ebulição do hélio líquido do dispositivo. Se o hélio em rápida expansão não puder ser dissipado através de aberturas externas, pode ser libertado para a sala do scanner, onde pode provocar a deslocação do oxigénio e apresentar um risco de asfixia. Uma vez que um arrefecimento resulta na perda imediata de todos os criogéneos no íman, a recolocação em funcionamento do íman é extremamente dispendiosa e demorada. Os arrefecimentos espontâneos são pouco frequentes, mas podem ocorrer em qualquer altura[20] .

GRAVIDEZ: Não foram demonstrados efeitos nocivos reprodutíveis da RMN no feto. Em particular, a RM evita a utilização de radiação ionizante, à qual o feto é particularmente sensível. No entanto, por precaução, as directrizes actuais recomendam que as mulheres grávidas se submetam à RM apenas quando tal for indispensável. Isto é particularmente verdade durante o primeiro trimestre da gravidez, uma vez que a organogénese ocorre durante este período. As preocupações durante a gravidez são as mesmas que para a RM em geral, mas o feto pode ser mais sensível aos efeitos, nomeadamente ao aquecimento e ao ruído. No entanto, uma preocupação adicional é a utilização de agentes de contraste; sabe-se que os compostos de gadolínio atravessam a placenta e entram na corrente sanguínea do feto, pelo que se recomenda que a sua utilização seja evitada.

Apesar destas preocupações, a RM está a crescer rapidamente em importância como forma de diagnosticar e monitorizar doenças do feto, porque pode fornecer mais informações de diagnóstico do que a ecografia sem a utilização de radiação ionizante[20] .

RADIOGRAFIA DE SUBTRACÇÃO DIGITAL

INTRODUÇÃO:

A DSR requereu duas imagens idênticas; a imagem subtraída é um composto destas duas imagens, representando as suas diferentes densidades.

Para comparar através da técnica de subtração, as imagens devem ser registadas com um grau mínimo de distorção geométrica.

Embora o exame visual de radiografias padrão seja incapaz de detetar uma alteração de 0,85 mm na espessura do osso cortical, esta técnica é tão sensível que também pode detetar uma alteração de 0,12 mm.

A capacidade da subtração digital para registar imagens mínimas depende do grau de correspondência de duas imagens[37] .

LIMITAÇÕES PARA APLICAÇÕES CLÍNICAS:

As informações de diagnóstico só podem ser obtidas quando a orientação das fontes de raios X, dos receptores de imagem e do objeto é altamente repetível[37]

.

TÉCNICA:

Na DSR são realizadas duas radiografias normalizadas de uma região anatómica idêntica com uma geometria de exposição idêntica em períodos de tempo diferentes.

A primeira radiografia é considerada uma imagem de referência, enquanto a segunda radiografia, obtida numa data posterior, é a imagem a comparar. A radiografia de referência é digitalizada e convertida numa imagem positiva exacta por computador, sendo depois apresentada num ecrã de televisão. A câmara de televisão é então ligada ao mesmo ecrã e, em seguida, a imagem subsequente na sua modalidade negativa é sobreposta à imagem de referência positiva. Qualquer diferença entre as imagens originais aparecerá então num fundo neutro como áreas mais claras ou mais escuras, dependendo da natureza das alterações do tecido.

Cada uma destas imagens é então digitalizada por um sistema digital e depois subtraída uma da outra. Através deste processo, uma radiografia é convertida numa matriz de pontos, cada um dos quais com uma densidade ótica específica[37,38] (Fig. 49).

Se cada ponto de imagens idênticas for subtraído, o resultado será uma imagem cinzenta neutra. Se duas radiografias não forem idênticas, a diferença será apresentada na imagem subtraída. Na prática clínica, são efectuadas duas radiografias, uma após a outra. Com a DSR, as alterações que de outra forma não seriam clinicamente visíveis podem ser identificadas devido a alterações subtis na densidade ótica de duas radiografias.

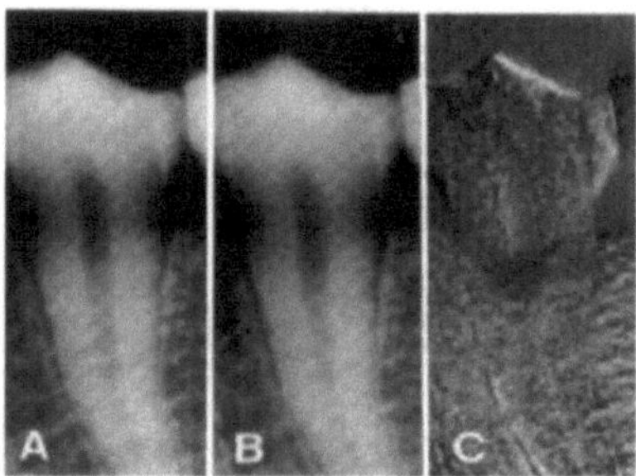

Digital subtraction radiography -Requires two
different images and the subtracted image
is a composite of these two images
representing their different densities?

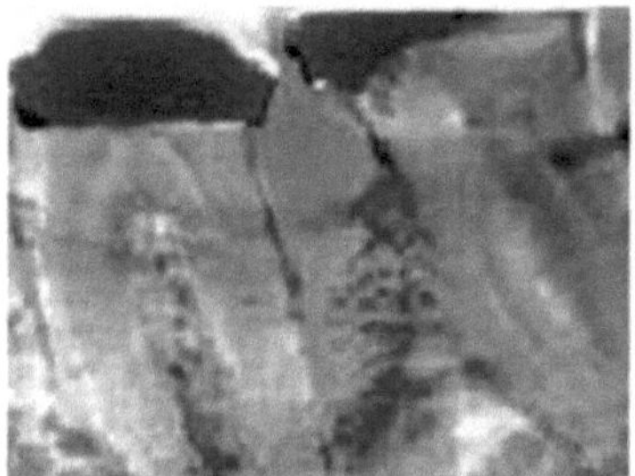

Applications of digital subtraction radiography
Contrast enhancement with image in color
can detect small change in bone. t

Fig.49

PROCEDIMENTO:

O primeiro passo na subtração é a digitalização, o processo de digitalização consiste na informação analógica ou quase contínua do nível de cinzento, continuada nos pontos discretos que são proporcionais ao brilho da radiografia num determinado local.

Para digitalizar, é tirada uma fotografia com uma câmara de vídeo, o digitalizador do computador sobrepõe uma grelha e as radiografias e converte o

144

nível de cinzento da radiografia dentro de cada caixa da grelha para um número de 0 a 255. A seguir, esta imagem é colocada num computador que pode ajudar o dentista a detetar alterações no osso que não são visíveis a olho nu[37,38] .

LIMITAÇÕES:

- □ A imagem subtraída deve ser de uma região anatómica idêntica
- □ Além disso, a densidade e o contraste da radiografia original afectam a da imagem resultante. No entanto, foram desenvolvidos algoritmos informáticos para correção da densidade e do contraste.
- □ A normalização da geometria é o maior desafio para a DSR.

Como ultrapassar as limitações?

- □ Os stents podem ser utilizados para estabilizar a relação entre os dentes, as películas e a fonte de raios X.
- □ A fonte de raios X e os dentes podem ser estabilizados com um cefalostato.
- □ O computador pode ser utilizado para corrigir a distorção da imagem causada pela colocação do filme[38] .
- □ Os pontos de referência podem ser utilizados para sobrepor radiografias sequenciais em DSR.
- □ Foram utilizados algoritmos para alinhar imagens em série.
- □ A tomossíntese pode reconstruir e fazer corresponder as angulações da imagem em série.

APLICAÇÕES:

- □ Pode detetar pequenas alterações ósseas.
- □ Útil no diagnóstico de lesões dentárias, periodontais e cariosas, ambas caracterizadas por uma progressão insidiosa e lenta.

☐ Utilizado para estimar quantitativamente a massa ou o volume de uma lesão.

☐ As alterações absolutas da massa ou do volume ósseo podem ser medidas utilizando uma cunha de referência. A cunha pode ser contínua ou em degrau.

☐ O sistema pode medir até 5% de alterações ósseas com uma precisão superior a 90%.

☐ Foi sugerido o aumento do contraste da imagem com cor para ajudar na deteção de pequenos defeitos (Fig. 49).

☐ Também tem sido útil na deteção de pequenas alterações na posição do côndilo mandibular e na integridade da superfície articular e/ou remodelação óssea em torno de implantes de hidroxiapatite granular.

☐ Avaliação da evolução da terapia periodontal e do insucesso da terapia com implantes[37,38] .

ULTRA-SOM (ULTRA-SONOGRAFIA)

O fenómeno de perceção de um som resulta de alterações periódicas da pressão do ar contra o tímpano. A periodicidade destas alterações situa-se entre 1500 e 20000 ciclos por segundo (hertz, Hz)

Por definição, os ultra-sons têm uma periodicidade superior a 20 KHz.

Assim, distingue-se de outras formas de onda mecânicas pelo simples facto de ter uma frequência vibratória superior à gama audível[20] .

A ultrassonografia diagnóstica, a aplicação clínica dos ultra-sons, utiliza uma frequência vibratória na gama de 1 a 20 MHz.

Os scanners utilizados para a ecografia geram impulsos eléctricos que são considerados como ondas sonoras de alta frequência por um transdutor, que é um dispositivo que converte uma forma de energia noutra, neste caso energia sónica em energia eléctrica.

A parte mais importante do transdutor é um fino cristal ou material piezoelétrico constituído por um grande número de dipolos dispostos num padrão geométrico. Um dipolo é uma molécula distorcida com carga positiva de um lado e carga negativa do outro. O material piezoelétrico mais utilizado atualmente é o zirconato de chumbo.

O impulso elétrico gerado pelo scanner faz com que os dipolos dentro do cristal se realinhem dentro do campo elétrico e, assim, alterem subitamente uma série de vibrações que produzem ondas sonoras que são transmitidas para o tecido que está a ser examinado.

À medida que o feixe de ultra-sons atravessa ou interage com tecidos de impedância acústica diferente, é atenuado por uma combinação de absorção, reflexão, refração e difusão.

As ondas sónicas que são reflectidas de volta (ecos) para o transdutor provocam uma alteração na espessura do cristal piezoelétrico, que por sua vez produz um sinal elétrico que é amplificado, processado e depois apresentado num monitor[20] (Fig. 50).

Neste sistema, o transdutor serve tanto de recetor como de transmissor.

Os sistemas de alta resolução podem oferecer uma espessura ligeira de 0,5 mm ou menos e uma resolução lateral de 1 mm.

As técnicas atualmente em uso permitem que os ecos sejam processados a uma velocidade suficientemente rápida para permitir a perceção do movimento. É o que se designa por imagiologia em tempo real[20] .

Em contraste com a imagiologia de raios X, em que a imagem é produzida por imagem transmitida, aqui é produzida pela parte reflectora do feixe.

A fração do feixe que é reflectida de volta para o transdutor depende da impedância acústica do tecido, que é um produto da sua densidade (e, portanto, da velocidade do som através dele) e do ângulo de incidência do feixe.

Devido à sua impedância acústica, um tecido tem um padrão de eco interno que é caraterístico.

As alterações no padrão de eco estão correlacionadas com alterações patológicas nos tecidos, pelo que o conhecimento não só da técnica, mas também da anatomia da estrutura é obrigatório[20] .

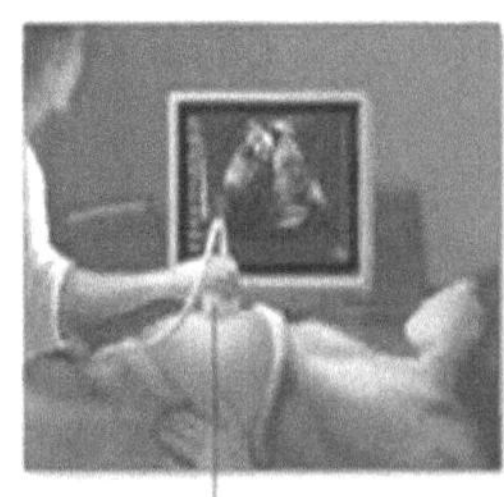

Ultra sonography

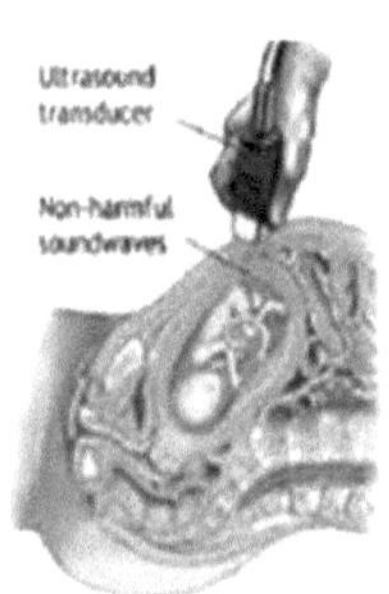

How ultrasonography works

Fig.50

APLICAÇÕES, Na cabeça e no pescoço6,14 (Fig. 51):

Utilizado principalmente na imagiologia de -

- Gânglios linfáticos.
- Pós-operatório, edema e hematoma.
- Olho, glândula tiroide e glândula parótida.
- Glândula salivar submandibular.
- Para demonstrar a espessura da mucosa mastigatória.
- Demonstrar a deslocação dos tecidos moles sob a prótese devido a forças de oclusão.

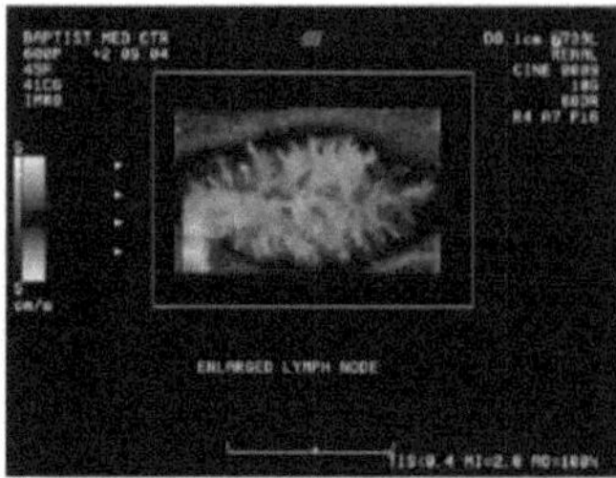

Application of ultrasonography
imaging of the lymph nodes

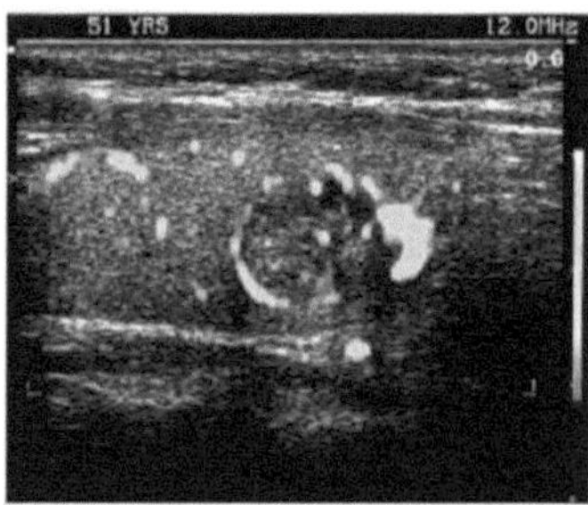

Imaging of thyroid gland

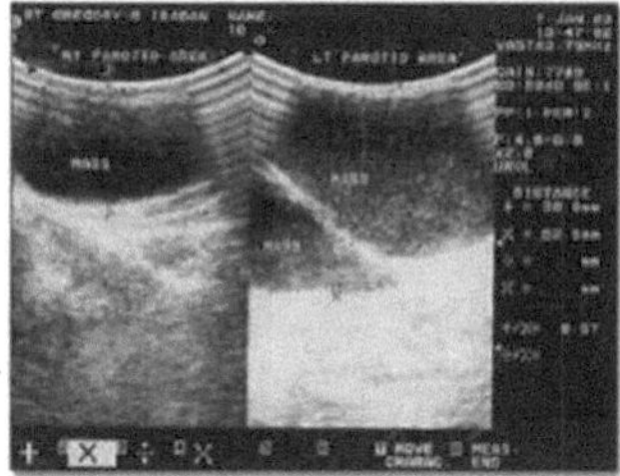

Imaging of salivary glands

ELECTROMIOGRAFIA EM ORTODONTIA

O primeiro esforço para aplicar a eletromiografia à medicina dentária foi feito por Robert E. Moyers.

Observou que as relações normais dos dentes entre si no mesmo maxilar e com os do maxilar oposto eram influenciadas pelo equilíbrio muscular.

No que diz respeito à ortodontia, os músculos importantes são os -

- Elevadores da mandíbula: Músculo masseter, músculo temporal, músculo pterigoide medial;
- Depressor mandibular: Músculo Pterigoide Lateral.

O músculo Genioglosso também desempenha um papel importante na determinação da morfologia facial. Este músculo é responsável pela protracção da língua.

O músculo Mentalis e o músculo Orbicularis Oris também são importantes.39

Allen Brodies disse que,- Se pudéssemos aprender a controlar a musculatura através do período crítico de crescimento, poderíamos esperar que, em pelo menos uma proporção dos pacientes, houvesse um desenvolvimento espontâneo, que pensávamos anteriormente ter de ser gerido com força ortodôntica".[39]

ACTIVIDADE DE EMG EM PACIENTES COM MÁ OCLUSÃO DE CLASSE II

Graber salienta que, ao contrário da má oclusão de Classe I, em que a função muscular é normalmente normal (exceto nos casos de mordida aberta), a maioria das más oclusões de Classe II divisão 1 envolve uma atividade muscular anormal.

Na má oclusão de Classe II divisão 2, existe uma atividade muscular compensatória, com dominância das fibras posteriores dos músculos Temporalis e Masseter.

Graber acrescentou ainda que nas más oclusões de Classe III e Classe II divisão 1, o problema é o da displasia óssea dominante com função muscular adaptativa e irregularidade dentária que reflecte uma displasia basal grave[40].

Pancherzanalisou a atividade electromiográfica nos músculos mastigatórios de pacientes com má oclusão de Classe II divisão 1 e oclusão normal. Os registos foram feitos durante a mordida máxima em oclusão cêntrica e durante a mastigação41. Os resultados revelaram que:

- Durante a mordedura máxima em posição intercuspídea, a Classe II exibiu menos atividade electromiográfica nos músculos Masseter e Temporal do que os controlos.
- A redução da atividade electromiográfica no grupo de estudo foi mais evidente no músculo Masseter.
- Durante a mastigação, os indivíduos da Classe II apresentaram menor atividade electromiográfica no músculo Masseter do que os indivíduos normais. Relativamente ao músculo temporal, não foram encontradas diferenças entre os dois grupos.
- Foram encontradas correlações positivas elevadas entre a atividade electromiográfica durante a mordedura e a mastigação máximas para ambos os músculos dos dois grupos.

A atividade muscular prejudicada encontrada nos casos de Classe II pode ser atribuída à morfologia dento-facial divergente e a condições de contacto oclusal instáveis.

Moyers investigou electromiogramas de crianças com má oclusão de Classe II divisão 1 e encontrou uma disfunção do músculo temporal em oclusão habitual e em repouso (aumento da atividade na parte posterior do músculo temporal). Afirmou que essa disfunção poderia ser um fator etiológico da oclusão pós-normal[40,41] .

ACHADOS ELECTROMIOGRÁFICOS NO TRATAMENTO COM APARELHOS FUNCIONAIS:

As reacções neuromusculares observadas em estudos experimentais com macacos são muito semelhantes às frequentemente observadas em pacientes que usam aparelhos funcionais a tempo inteiro[41] .

James McNamara Jr. chamou essa resposta, que se inicia nos primeiros meses após a colocação do aparelho, de =Resposta Pterigoide[4] . O primeiro indício da Resposta Pterigoide pode ser facilmente observado em animais de laboratório, ou seja, o aumento da atividade tónica durante a manutenção da posição postural da mandíbula, bem como durante os movimentos funcionais[42] .

Durante as primeiras horas após a colocação do aparelho, não se verificou qualquer alteração na sequência da atividade muscular.

Uma mudança distinta na atividade muscular ocorreu após os primeiros dias ou semanas de uso do aparelho. Essa mudança foi caracterizada por uma diminuição na atividade do músculo Temporal Posterior, um aumento na atividade do músculo Masseter e, mais significativamente, um aumento na função do músculo Pterigóideo Lateral.

A cabeça superior do músculo Pterigóideo Lateral disparou simultaneamente com os músculos de fecho da mandíbula nos controlos. Nos registos experimentais, a cabeça superior do músculo Pterigóideo Lateral disparou não só quando os músculos elevadores estavam activos, mas também quando os músculos elevadores não estavam activos[42].

À medida que as experiências avançavam, a resposta pterigoide diminuía e ocorria um regresso gradual aos níveis e padrões de atividade muscular anteriores à aplicação.

O músculo temporal anterior mostrou uma atividade dominante durante o aperto máximo, mas após o período de 3 meses, foi observada uma diminuição significativa.

Os resultados mostram que o tratamento com um protetor oral provocou uma diminuição da atividade muscular orofacial durante as funções orais.

Lacouture estudou a ação de 3 tipos de aparelhos funcionais sobre a atividade dos músculos mastigatórios[43].

Os aparelhos utilizados foram -
- Herbst
- Frankel
- Bloco duplo simulado

Os autores constataram que o uso desses aparelhos em primatas não-humanos estava associado a uma diminuição estatisticamente significativa da atividade funcional dos músculos da mandíbula. Este estudo foi utilizado para testar a Hipótese do Pterigóideo Lateral[4] , que afirma que a atividade postural e funcional das cabeças superior e inferior do músculo pterigóideo lateral aumenta após a inserção de um aparelho funcional. Este aumento de atividade, especialmente na cabeça superior do músculo pterigóideo lateral, actua então para estimular o aumento do crescimento condilar.

A atividade electromiográfica dos músculos Masseter, Digástrico e das cabeças superior e inferior do Pterigoide Lateral foi monitorizada e verificou-se que diminuiu com o tratamento com aparelhos funcionais. Este estudo não suportou a hipótese do músculo pterigóideo lateral[43] .

ESTUDOS EMG EFECTUADOS EM SUJEITOS DA CLASSE III:

Acredita-se que a correção da mordida cruzada anterior em pacientes de Classe III aumenta as actividades electromiográficas dos músculos Masseter e Temporal Anterior, ou melhora a coordenação dos músculos masseter e temporal bilaterais[40] .

Um estudo realizado por Deguchi e Iwahara testou essa hipótese. Utilizaram a terapia da mentoneira em pacientes com Classe III e verificaram uma diminuição da atividade do músculo Masseter tanto no lado de trabalho (mastigação) como no lado de equilíbrio, sem qualquer melhoria na coordenação dos músculos Masseter bilateral e Temporal anterior. Tem sido relatado que a atividade electromiográfica integrada dos músculos Masseter e Temporal em casos de Classe III é menor do que em indivíduos com oclusão normal[44] .

ACTIVIDADE ELECTROMIOGRÁFICA DURANTE A DEGLUTIÇÃO:

A atividade electromiográfica dos músculos faciais apresenta diferenças características durante a deglutição normal e anormal.

Na deglutição madura normal, a mandíbula eleva-se à medida que os dentes se juntam durante a deglutição e os lábios tocam-se ligeiramente.

Os músculos faciais não apresentam contracções acentuadas. O músculo temporal contrai-se quando a mandíbula é elevada. Durante a deglutição com dentes separados, não se observa nenhuma contração do músculo temporal. Aqui, as contracções do músculo mentoniano e do lábio são necessárias para a estabilização da mandíbula.

Winders estudou as forças exercidas sobre a dentição pela musculatura perioral e lingual durante a deglutição. Concluiu que as musculaturas vestibular e labial não se contraem durante a deglutição, a menos que haja uma mordida aberta anterior com displasia esquelética ântero-posterior associada.

Todos os músculos do corpo estão continuamente a ser remodelados para se adaptarem às funções que lhes são exigidas.

Qualquer músculo que seja utilizado mais do que o nível ótimo hipertrofia, aumentando assim a sua massa total. A atrofia ocorre quando o músculo não é utilizado, provocando uma diminuição da massa muscular.

Na deglutição por impulso da língua, a atividade da língua é aumentada.
A língua tem de avançar mais do que o normal para produzir um selo oral que ajude a iniciar o processo de deglutição. Por conseguinte, o músculo da língua, especialmente o músculo genioglosso (responsável pela protrusão da língua), hipertrofia-se.

Praticamente, toda a hipertrofia muscular resulta de um aumento do número de filamentos de actina e miosina em cada fibra muscular, provocando assim o aumento da fibra muscular individual. A isto chama-se hipertrofia das fibras.

Isto ocorre normalmente em resposta à contração de um músculo com força máxima ou quase máxima.

Outro tipo de hipertrofia ocorre quando os músculos são esticados até um comprimento superior ao normal. Isto faz com que sejam adicionados novos sarcómeros nas extremidades das fibras musculares onde estas se ligam aos tendões[45] .

Sempre que um músculo hipertrofia, a sua atividade electromiográfica aumenta em relação ao normal. Isto deve-se ao aumento das unidades motoras que são activadas durante a contração muscular. Isto também se aplica ao músculo da língua.

Quando a língua é treinada e o hábito da língua é corrigido, o músculo permanece encurtado continuamente para menos do que o seu comprimento normal.

Assim, os sarcómeros nas extremidades das fibras musculares desaparecem e a quantidade de actina e miosina diminui. Por conseguinte, verifica-se uma atrofia relativa das fibras musculares.

A atividade electromiográfica após a correção do hábito volta aos níveis normais. É através deste processo que os músculos são continuamente remodelados para terem um comprimento apropriado para uma contração muscular adequada.[45]

**EFEITO DA DOR PROVOCADA PELO TRATAMENTO ORTODÔNTICO
NA ACTIVIDADE DA EMG:**

Foi demonstrado que a dor tem um efeito na atividade muscular, mesmo quando não tem origem no próprio músculo ou na articulação relacionada. O efeito da dor causada pelo ajuste do arco na atividade muscular da mandíbula não é claro.

Goldreich avaliou o efeito da dor do ajuste do fio ortodôntico na atividade electromiográfica do Masseter[46] .

Os níveis electromiográficos durante a função diminuíram significativamente após o início do tratamento. Os resultados sugerem que a dor ortodôntica nos dentes tende a reduzir a atividade muscular durante a função.

Ngan avaliou a dor dos músculos mastigatórios e a atividade EMG antes, durante e após o tratamento com o aparelho ortopédico de protracção[47] .

Em geral, são utilizados 800 g de força ortopédica para protrair a maxila e 75% desta força é transmitida à zona temporomandibular através da mandíbula.

Os resultados do estudo não demonstram um aumento significativo da atividade dos músculos mastigatórios ou da dor muscular associada ao tratamento ortopédico com o uso do aparelho extrator da maxila[47] .

**ACTIVIDADE DOS LÁBIOS E DAS BOCHECHAS NOS HÁBITOS DE
SUCÇÃO:**

Ahlgren, estudou electromiograficamente a atividade dos lábios e das bochechas nos hábitos de sucção. Verificou que se desenvolvia uma profunda atividade labial e mental (perioral) durante a sucção do polegar e da chupeta[48] .

A atividade da bochecha (bucinador) foi menos evidente, apresentando uma atividade ligeira a moderada. A atividade dos lábios e das bochechas foi mais notória durante a sucção da chupeta do que durante a sucção do polegar. A atividade em repouso dos músculos periorais foi acentuada nos chupadores de dedo e de chupeta, enquanto a atividade dos bucinadores foi insignificante.

A atividade dos lábios e das bochechas era substancialmente menor, tanto em repouso como durante a sucção, num grupo de controlo de crianças que não chuchavam no dedo[48].

ACTIVIDADE DE EMG EM PACIENTES COM FENDA LABIAL E PALATINA:

Li avaliou as características da atividade dos músculos mastigatórios em pacientes com fissura labiopalatina unilateral operados com mordida cruzada anterior em comparação com indivíduos normais[49].

A atividade electromiográfica dos músculos Masseter e Temporal Anterior foi registada bilateralmente.

Os resultados mostraram que os pacientes com fenda labial e palatina unilateral demonstraram:
- Um nível de ativação mais elevado dos músculos Masseter e Temporalis em posição de repouso.
- Função potencial inferior dos músculos Masseter e Temporalis.
- Atividade desarmónica dos músculos mastigatórios durante os movimentos do bordo mandibular.
- Maior índice de assimetria dos músculos masseter e temporal49.

O papel da musculatura na má oclusão é muito importante. Como dentistas, temos tendência a pensar em alguns dos nossos músculos principalmente como elementos de mastigação. O estudante de medicina dentária aprende primeiro que o masseter e os músculos temporal, pterigóideo externo e interno são músculos da mastigação'.

Isto é apenas uma parte do quadro. Estes músculos, bem como outros músculos faciais com os quais estão intimamente associados, têm outras funções que são igualmente importantes, ou mais.

Uma pessoa comum come três refeições por dia, mas engole durante todo o dia, respira constantemente e fala uma boa parte do tempo. Para além disso, há um papel ainda mais importante da musculatura - o da postura.

Como os estudos electromiográficos demonstraram, mesmo em posição de repouso postural, os músculos estão aparentemente em função, mantendo um status quo de tecidos moles e elementos ósseos.

Os contactos oclusais prematuros e a atividade muscular compensatória durante a função ativa produzem desvios em relação ao normal.

Esta atividade pode alterar a morfologia óssea, acentuando a má oclusão.

Se houver uma má relação entre a maxila e a mandíbula, dificultando a função muscular normal, pode ocorrer uma atividade adaptativa dos músculos. A natureza normalmente tenta trabalhar melhor com o que tem, de modo que uma atividade funcional muscular compensatória é estabelecida para lidar com as exigências da mastigação, respiração, deglutição e fala.

Bons exemplos dessa atividade compensatória são observados nas más oclusões de Classe II e Classe III. Após a terapia ortodôntica, as adaptações à nova relação morfológica são claramente observadas.

O dentista raramente tem acesso e raramente precisa de equipamento que forneça registos electromiográficos.

Mas, conhecendo a importância da atividade muscular e o efeito de uma função muscular anormal na dentição, há alturas em que esses registos são valiosos.

A tecnologia avançada fornece equipamento que está atualmente disponível em vários laboratórios médicos. O dentista deve desenvolver uma ligação com os laboratórios para obter informações que não estão disponíveis no seu próprio consultório. Com o progresso das electromiografias, são possíveis estudos mais definitivos que podem dar uma pista para resolver muitos problemas de má oclusão.

CONCLUSÃO

A ortodontia preditiva é possível graças às novas tecnologias que permitem ao ortodontista visualizar melhor as imagens tridimensionais do paciente. Além disso, é agora possível seguir a posição mandibular e os movimentos faciais utilizando métodos ultra-sónicos ou baseados em vídeo.

A melhoria contínua da qualidade dos serviços de ortodontia exigirá a implementação de novas abordagens de diagnóstico e tratamento. As novas tecnologias proporcionarão maior precisão, exatidão e perspetiva. Isto irá proporcionar ao clínico os meios para otimizar a forma como o tratamento é planeado através de modelação, testes e simulações computorizadas. Desta forma, os resultados do tratamento podem ser previstos com maior exatidão, reduzindo assim os resultados desfavoráveis e aumentando a eficiência. Essas novas abordagens também podem servir como ferramentas muito poderosas na educação ortodôntica e na comunicação com o paciente.

REFERÊNCIAS

1. Joffe L, Produtos e práticas actuais Orthocad: Modelos digitais para uma era digital: J Orthod 2004; 31: 344 - 347.

2. Champagne.M, Reliability of measurements from photocopies of study models: J ClinOrthod 1992; 10: 648 - 650.

3. Schrimmer.U.R, Wiltshire.W.A, Análise espacial manual e assistida por computador, um estudo comparativo: Am J OrthodDentofacOrthop 1997; 112: 676 - 680

4. Martensson.B, Ryden.H, O sistema holodent, um novo método de medição e armazenamento de moldes dentários: Am J OrthodDentofacOrthop 1992; 102: 113 - 119.

5. James Mah, Martin Freshwater, The Cutting Edge: J ClinOrthod 2003; 37: 101 - 103.

6. Ronald Redmond W, Modelos digitais: Uma nova ferramenta de diagnóstico: J ClinOrthod 2001; 35: 386 - 388.

7. Santoro.M, Galkin.S, Teredesai.M, Nicolayo.F, Cangialosi. T.J, Comparação de medições efectuadas em modelos digitais e de gesso: Am J OrthodDentofacOrthop 2003; 124: 101 - 105.

8. Ian Hutchinson, Phil Williams, Máquinas fotográficas digitais: J Orthod 1999; 26: 326 - 331.

9. Jonathan Sandler, Alison Murray, Clinical photography in orthodontics (Fotografia clínica em ortodontia): J ClinOrthod 1997; 31: 729-739.

10. Jonathan Sandler, Alison Murray, Fotografia digital em ortodontia: J Orthod 2001; 28: 197 -202.

11. Giorgio Fiorelli, Enrico Pupilli, BiagioPatane, Digital photography in orthodontic practice: J ClinOrthod 1998; 35: 651 - 656.

12. Manual de imagem digital para fotógrafos

13. Mckeown.H.F, Jonathan Sandler, Alison Murray, Como evitar erros comuns na fotografia clínica: J Orthod 2005; 32: 43 - 54

14. Mah.J, Bumann.A, Huang, The cutting edge: J ClinOrthod 2005; 39: 421 - 428.

15. Jonathan Sandler, Alison Murray, Desenvolvimentos recentes na fotografia clínica: J Orthod 1999; 26: 369 - 272.

16. A murray , J Sandler, Clinical Photographs - the gold standard : J Ortho 2002 ; 29 : 158 - 167.

17. Jon.J.Meing, O sistema radiográfico digital Denoptix J ClinOrthod 1999; 37: 407 -411.

18. M Brennan, Uma introdução à radiografia digital em medicina dentária, J Ortho 2002; 29 : 66 - 69 .

19. www.en.wikipedia.org/wiki/digital_radiography

20. www.en.wikipedia.org

21. Alberto Barenghi , Evangelista.G e Antonio Salvato, Aspectos da radiografia digital computorizada com aplicações cefalométricas: Cefalometria Ortodôntica

22. Chen.J, Kuang Chen, Chang.F e Kun Chen, Comparação da identificação de pontos de referência na Cefalometria digital tradicional versus assistida por computador: Angle Orthod 2000; 70: 387 - 392.

23. Gregory.I, Stuart.A, Arthur.J, William e David, Comparação entre a cefalometria tradicional bidimensional e uma abordagem tridimensional em crânios humanos secos: Am J OrthodDentofacOrthop 2004; 126: 397 - 409.

24. Rudolph DJ, P.M.Sinclair e J.M.Coggins, Automatic computerized identification of Cephalometric landmarks: Am J OrthodDentofacOrthop 1998; 113: 173 - 179.

25. Geelen, Wenzel.A, Gotfredson, M.kruger e L.G.Hansson,

Reprodutibilidade de pontos cefalométricos em película convencional, cópia impressa e imagens baseadas em monitor obtidas por técnica de armazenamento de fósforo: Eur J Orthod 1998; 20: 331 - 340.

26. Scott.R, Lionel Sadowsky, Ferreria e Alex Jacobson, Fiabilidade da radiologia cefalométrica digital versus convencional: A comparative evaluation of landmark identification error, SeminOrthod 2005; 11: 98 - 110.

27. James Mah, Kazoo Hayashi, ItaruMizugochihe, Cutting Edge: J ClinOrthod 2003; 37: 299 - 301.

28. Hajeer M.J, Ayoub A.F, Siebert J.P, Aplicações da imagiologia 3-D em ortodontia: Parte 1: J Orthod 2004; 31: 62 - 70.

29. Hajeer M.J, Ayoub A.F, Siebert J.P, Aplicações da imagiologia 3-D em ortodontia: Parte 2: J Orthod 2004; 31: 154 -162.

30. Mah.J e Sachdeva.R, Tratamento ortodôntico assistido por computador: O processo do sorriso seguro: Am J OrthodDentofacOrthop 2001; 120: 85 - 87.

31. Sachdeva.R, A tecnologia Sure smile numa prática ortodôntica centrada no paciente: J ClinOrthod 2001; 35: 245 - 253.

32. Sachdeva R, James.F, Andre.F, Richard.I Sure smile: Um relatório dos resultados clínicos: J ClinOrthod 2005; 39: 297 - 314.

33. Kau C H, S.Richmond, J.M.Palomo, M.G.Hans, Tomografia tridimensional computorizada de feixe cónico em ortodontia: J Orthod 2005; 32: 282 - 293.

34. Akira.N, Glenn.T, Yoshinori.Arai, Imagens ortodônticas bidimensionais e tridimensionais utilizando tomografia computorizada de feixe cónico limitado: Angle Orthod 2005; 75: 895 - 903.

35. Smith-Bindman R, Miglioretti DL, Johnson E, Lee C, Feigelson HS, Flynn M, Greenlee RT, Kruger RL, Hornbrook MC, Roblin D, Solberg LI,

Vanneman N, Weinmann S, Williams AE (2012). "Uso de estudos de diagnóstico por imagem e exposição à radiação associada para pacientes inscritos em grandes sistemas integrados de saúde, 1996-2010". JAMA 307 (22):

36. Sasaki M, Ehara S, Nakasato T, Tamakawa Y, Kuboya Y, Sugisawa M, Sato T (abril de 1990). "RM do ombro com uma unidade de íman permanente de 0,2 T". AJR Am J Roentgenol 154 (4): 777-8. doi:10.2214/ajr.154.4.2107675

37. Wenzel, Efeito da sobreposição manual comparada com a sobreposição de pontos de referência na qualidade da imagem em radiografia de subtração digital. Dentomaxilofac. Radiol., 1989, Vol. 18, novembro

38. Dr. ShikhaNandal, Dr. HimanshuShekhawat, Dr. Pankaj Ghalaut Radiografia de Subtração Digital em Medicina Dentária: Uma revisão da literatura. Revista Internacional de Investigação Avançada em Medicina e Cuidados Dentários, ISSN: 2349-1590 Vol. 1 Issue 4, June-2014, pp: (1-4)

39. W.J Grossman, D.J Timms, Electromyography as an aid in diagnosis and treatment analysis, Am J OrthodDentofacOrthop July 1961; Vol :47 Issue:7;481 - 497

40. Ueda HM, Miyamoto K, Saifuddin M et al: Masticatory muscle activity inchildren and adults with different facial types. Am J Orthod DentofacialOrthop, 2000; 118(1): 63-68

41. H. Pancherz, Dr., M. Anehus-Pancherz, Atividade muscular em más oclusões de Classe II, Divisão 1, tratadas por salto de mordida com o aparelho Herbst: Um estudo electromiográfico. Am J Orthod Dentofacial Orthop, Volume 78, Edição 3, setembro de 1980, Páginas 321-329

42. ShigetoshiHiyama,; Takashi Ono; YasuoIshiwata;Takayuki Kuroda; James A. McNamara,Adaptações neuromusculares e esqueléticas após o

posicionamento mandibular para frente induzido pelo aparelho de Herbst.Angle Orthod 2000;70:000-000.

43. CamiloYamin-Lacouture, Donald G. Woodside,Pavel A. Sectakof, Barry J. Sessle,A ação de três tipos de aparelhos funcionais na atividade dos músculos mastigatóriosAm J Orthod Dentofacial OrthopVolume 112, Issue 5, November 1997, Pages 560-572

44. ToshloDeguchi, KenzoIwahara, Electromyographicinvestigation of chin cup therapy in Class III malocclusion. Angle Orthod 1998; 68(5): 419-424

45. Johan G.A. Ahlgren, Bengt F. Ingervall,Birgit L. Thilander,Muscle activity in normal and postnormal oclusionAm J Orthod Dentofacial OrthopVolume 64, Issue 5, November 1973, Pages 445-456

46. Goldreich H1, Gazit E, Lieberman MA, Rugh JDo efeito da dor causada pelo ajuste da arcada ortodôntica na atividade electromiográfica do músculo masseter.Am J Orthod Dentofacial Orthop. 1994 Oct;106(4):365-70.

47. Peter W. Ngan, Cynthia Yiu, Urban Hagg, Stephen H. Y. Wei e John BowleyDor nos músculos da mastigação antes, durante e após o tratamento com o aparelho extrabucal de protracção ortopédico: Um estudo piloto. The Angle Orthodontist: dezembro de 1997, Vol. 67, No. 6, pp. 433-438.

48. Johan Ahlgren Padrão EMG do temporal em oclusão normal European Journal of orthod; Vol-8; Issue:3; Pp.185-191

49. Li WR, Lin JX, Fu MK Eletromiografia dos músculos periorais em pacientes com fissura labial e palatina com mordida cruzada; Journal of Cleft lip & palate, 1994 Nov;29(6):342-5, 384.

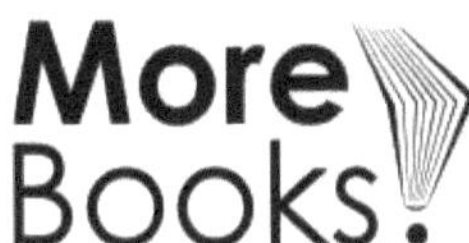

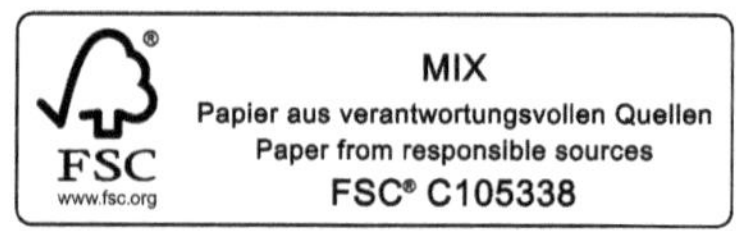

Printed by Books on Demand GmbH, Norderstedt / Germany